JN199550

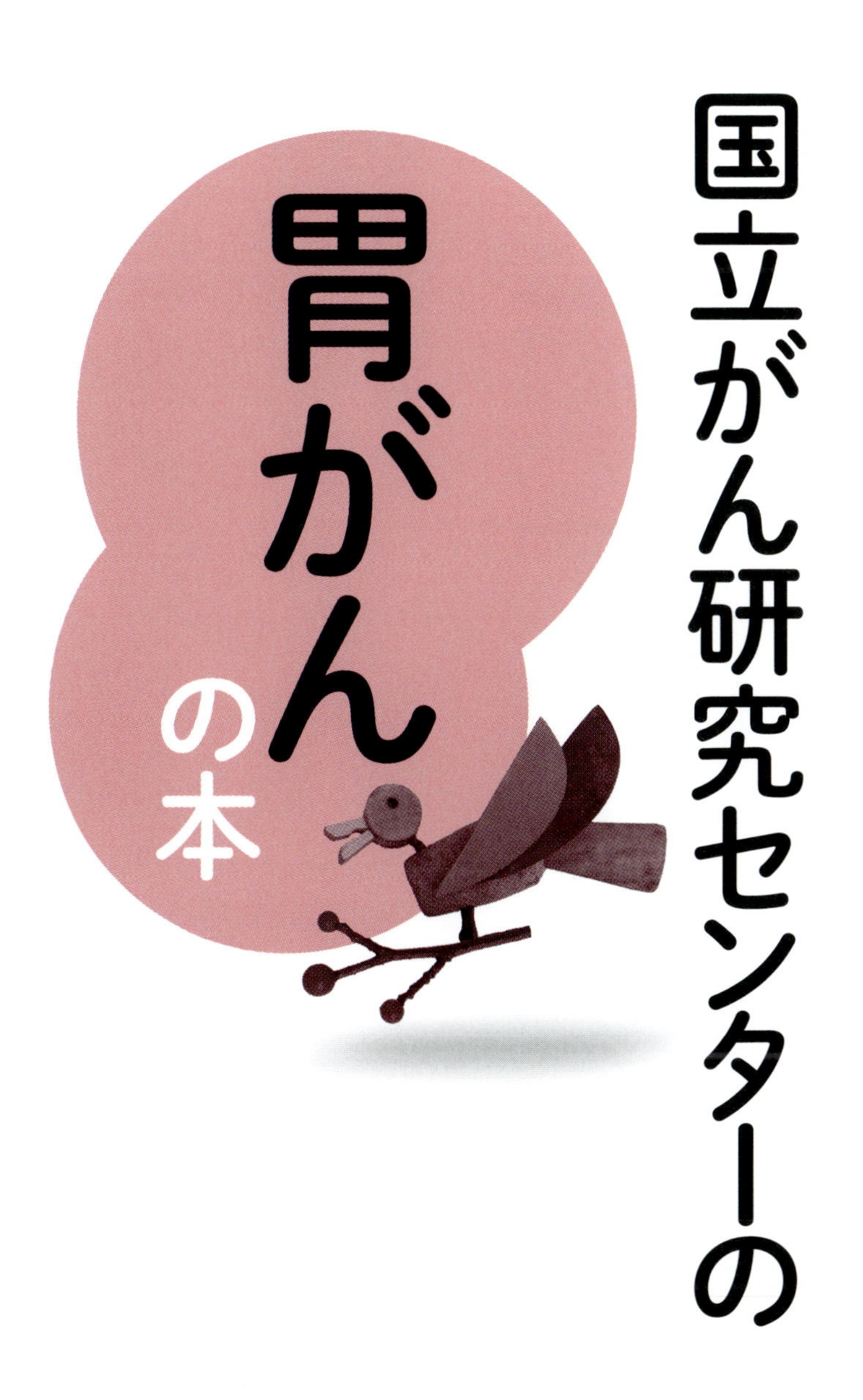
国立がん研究センターの
胃がん
の本

「国立がん研究センターのがんの本」の出版にあたって

国立がん研究センターは、前身である国立がんセンターの創立以来、50年以上にわたってがんの治療や研究に取り組んできました。現在は、「社会と協働し、全ての国民に最適ながん医療を提供する」という理念のもと、「がんの本態解明と早期発見・予防」、「高度先駆的医療の開発」、「標準医療の確立と普及」、「がんサバイバーシップ研究と啓発・支援」、「情報の収集と提供」、「人材の育成」、「政策の提言」、「国際貢献」の8つを使命として研究、診療、そして、がん対策まで、幅広い活動をしております。

社会の長寿化が進むと、がんになる人が増えていきます。現在日本では、2人に1人が、一生のうちにがんにかかるといわれています。ご自身または身近な方が、がんになったり、または「がんの疑いがある」と言われたりした場合、まずはそのがんに関する情報を集めることが大切です。しかしインターネットなどで検索すると、あまりに多くの情報があふれているので、かえって混乱してしまう場合もあります。

このシリーズでは、がんに関する基本的な知識、検査や治療の方法、治療後の療養などについて、図版もまじえてわかりやすく解説しています。この本を読まれることで、医師の説明がよく理解でき、周囲にあふれる情報のなかから正しい情報を選んだり、治療について積極的に考えたりすることの助けになれば幸いです。

国立研究開発法人　国立がん研究センター

国立がん研究センターの
胃がんの本

もくじ

第2章　胃がんの治療

第3章 胃がん手術後の生活 83

第4章 胃がんの再発・転移 123

第5章　心のケアと療養のこと

本書は『国立がん研究センターのがんの本　胃がん』に新たな知見を加え、編集しなおしたものです。

基礎知識 1

死亡率は減っても罹患率は1位の胃がん

40歳代後半から急激に増加。男女差も顕著になってくる。

男性のほうが胃がんになりやすい

胃がんは、日本人にもっとも多くみられるがんです。現在、がんにかかる人の約15％は胃がんです。胃がんにかかる人の傾向は、男女とも40歳代後半から増加し、高齢になるほど高くなっています。

罹患率、死亡率は、ともに男性のほうが女性よりも高いのが特徴で、男性の罹患率は女性の約2倍です。地域によっては、3倍近いところもあります。40歳未満では男女差は小さいものの、40歳以降にその差が開いてきます。

胃がんの死亡率の推移をみてみると、1960年代から男女ともに大幅な減少傾向にあります。また、男女とも30歳以上のほとんどの年齢層で、罹患率も死亡率に比べれば緩やかですが、減少しています。しかしながら、昨今は、がんになりやすい高齢者が増加しているため、罹患者の全体数は横ばい状態といえます。

がんの罹患率を部位別に比較してみると、胃がんが男性では第1位、女性では乳がん、大腸がんに次いで第3位となっています（2013年）。死亡率を比較してみると、男性では肺がんに次いで第2位、女性では大腸がん、肺がん、膵臓がんに次いで第4位となっています（2016年）。

地域によって発生率に差がみられる

胃がんの罹患率を国際比較してみると、欧米に比べて東アジアが高く、なかでも日本や韓国は罹患率の高い地域です。

日本国内でも地域性がみられ、青森県、秋田県、富山県といった東北や北陸地方の日本海側で胃がんの発生率が高くなっています。これは、いろいろな要因が考えられますが、ひとつには、漬物や干物など、塩分を多量に摂取する食習慣が影響していわれています。逆に、新鮮な野菜や魚がとれるために塩蔵品を食べる必要がない沖縄県では、発生率が低くなっています。こうした状況を背景に、日本では胃がんの研究開発が盛んに行われ、診断や治療の技術レベルは格段に向上しています。

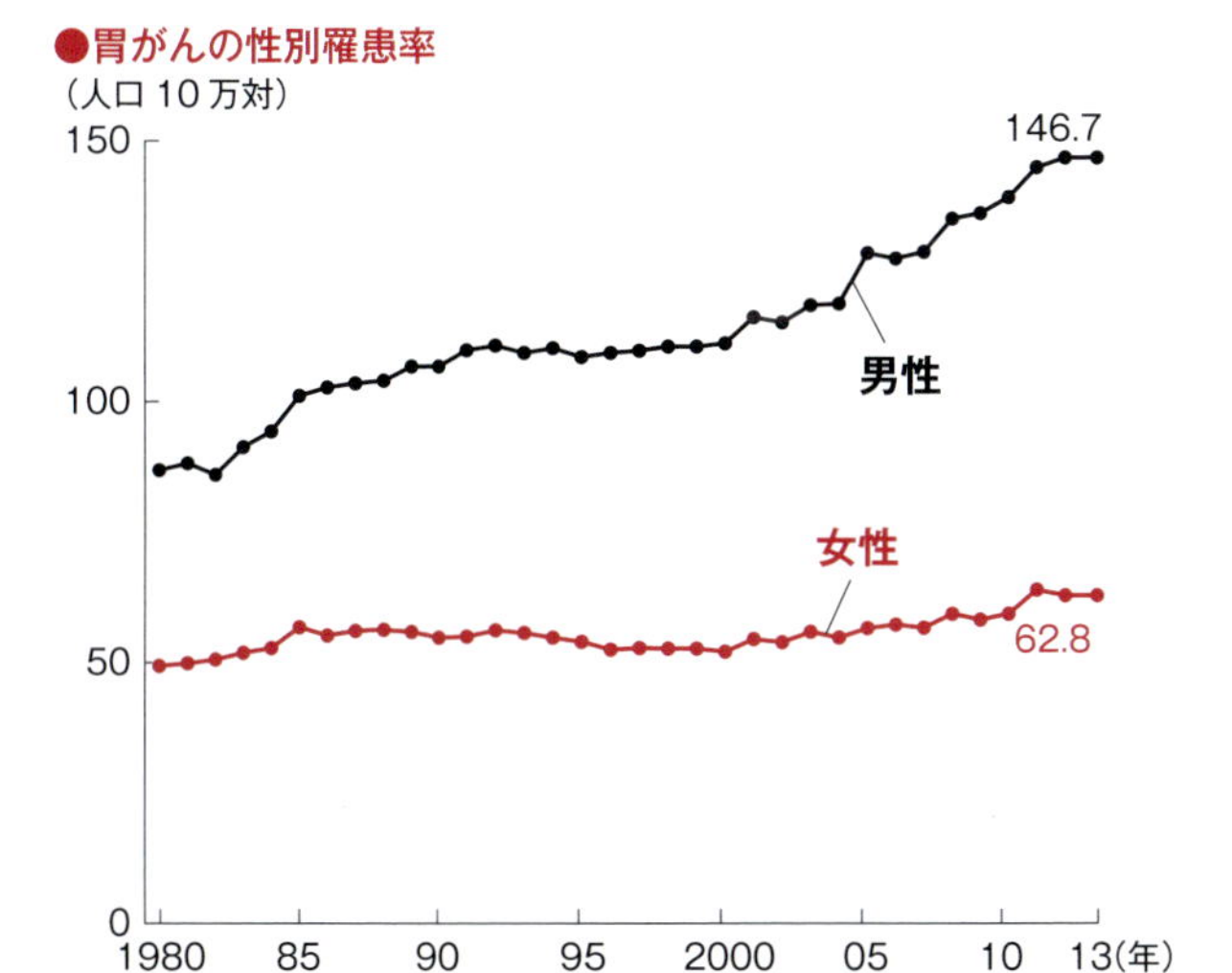

[出典] 国立がん研究センターがん情報サービス『がん登録・統計』

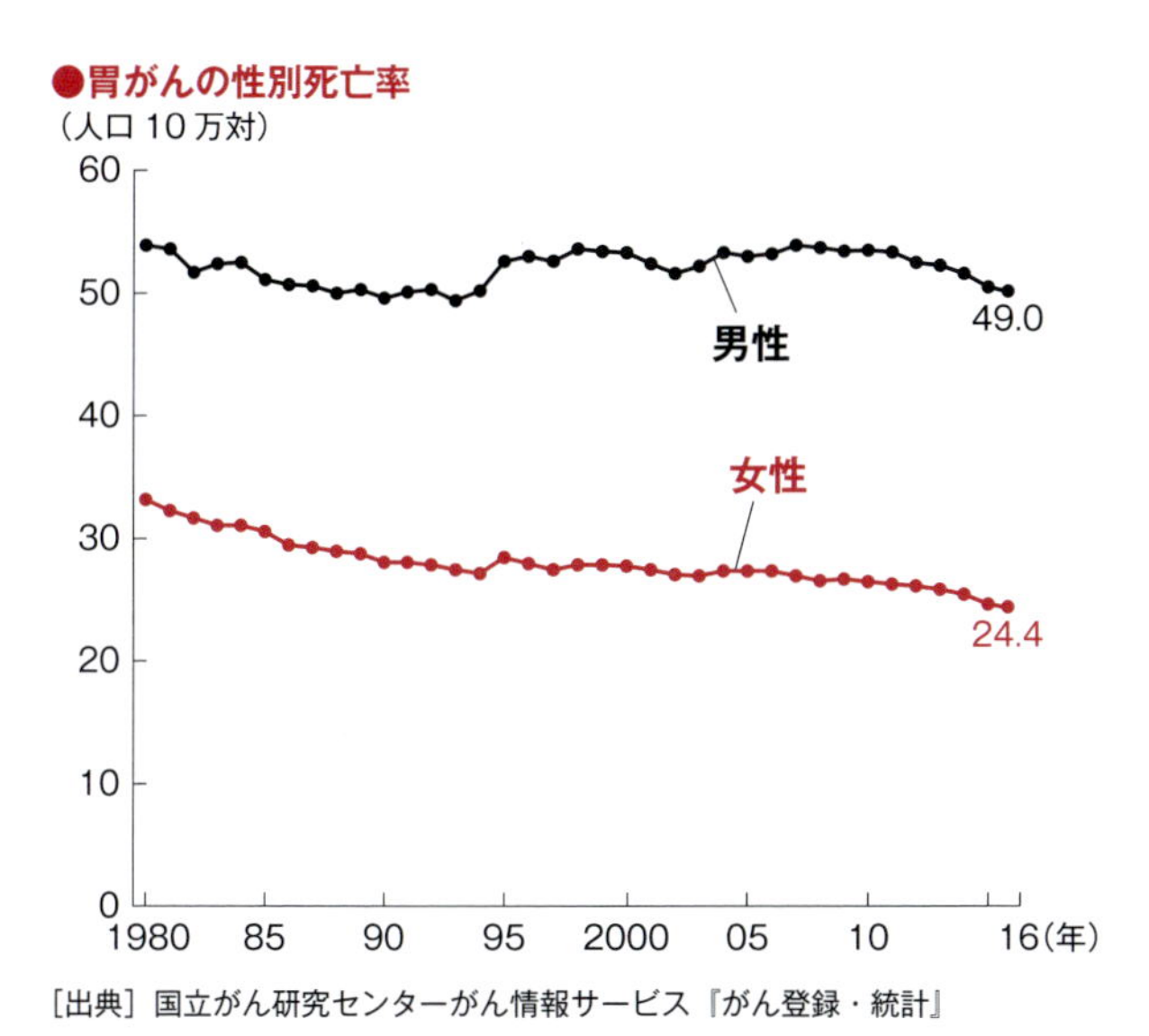

[出典] 国立がん研究センターがん情報サービス『がん登録・統計』

基礎知識2

ヘリコバクター・ピロリ菌と胃がんの関係

日本人の60歳代以上の6～7割が感染している。

ピロリ菌が胃がんの原因のひとつ

胃がんの発生については、もともと慢性胃炎を患っている粘膜が、がん化しやすいといわれています。長く炎症が続いていると、細胞が傷つきやすく、変化しやすいからです。したがって、慢性胃炎を引き起こす要因が、すなわち胃がんの危険因子ということになります。たとえば、塩分の摂りすぎや喫煙などです。

加えて最近は、ヘリコバクター・ピロリ(ピロリ菌)という細菌も、危険因子のひとつにあげられています。胃の中にこの細菌が生息していると、胃炎などの病気を引き起こすことが確かめられています。

ピロリ菌は、胃粘膜を覆っている粘液の下を居場所にして、1回の感染で、一生胃の中にすみつきます。ピロリ菌がいると、普通は炎症などを引き起こさせるほどではないような軽いストレス、暴飲暴食などでも胃がただれたり、出血したり、潰瘍をつくったりすることがあります。そのため、長い間には慢性胃炎の状態から何段階かの変異を経て、胃がんの発生に関与するのではないかといわれているのです。

感染者で胃がんになるのはごくわずか

ピロリ菌は、口から口への経口感染がおもな感染ルートといわれています。幼児期に家族内で感染することが多く、日本の場合、衛生環境が十分に整っていなかった時代に生まれた人の感染率が高く、60歳以上では約6～7割がピロリ菌に感染しているとみられています。それが欧米の人に比べて、日本人に胃がんが多い原因のひとつとも考えられているのです。

実際、ピロリ菌に感染している人と、感染していない人とを比べてみると、感染者は胃がんになる危険性が5倍になるという研究結果もあります。また、ピロリ菌の除菌治療によって、その後の胃がんの発症リスクは、症状のない人で3分の2になり、胃がんの内視鏡切除を受けた人では2分の1になることがわかっています。

しかし、ピロリ菌に感染しているからといって、誰もが胃がんになるわけではありません。

幼児期に感染したとして、発症するのは高齢になってからのことで、しかもその数はごくわずかです。ピロリ菌感染者のなかで胃がんになる人は、1%にも満たないといわれています。

●ピロリ菌

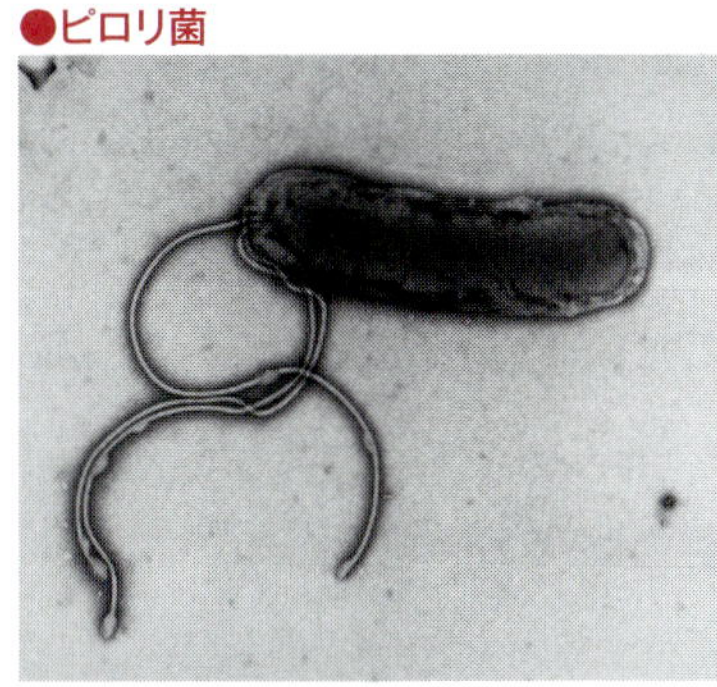

画像提供：RM/PPS通信社

除菌で予防できるとは言いきれない

ピロリ菌感染と胃がん発生のメカニズムに関しては、昨今よく研究されてきています。また現在、ピロリ菌感染の有無を調べることができ、抗菌薬などによる除菌治療も受けられます。とくに早期胃がんを内視鏡的切除した人に対して、ピロリ菌の感染の有無を検査し、感染が確認できた場合、除菌を行うことが推奨されています。

わかっているのは、ピロリ菌の除菌が、ピロリ菌陽性の胃炎、十二指腸潰瘍や胃潰瘍に有効であり、再発も防げるということです。

また、胃にできる特殊なリンパ腫(しゅ)である低悪性度胃MALT(マルト)リンパ腫も、除菌によって改善することが多いことがわかっています。

かりに除菌治療を受け、除菌がうまくいっても、胃がんの発生リスクがまったくなくなるわけではありません。胃がんの定期検診は怠らないようにしたいものです。

基礎知識3

早期胃がんなら治癒率は90%を超える

がんが、胃の内側の粘膜下層までにとどまっていれば早期がん。

がん細胞は胃壁に入り込んで広がる

胃の壁は何層にも分かれ、もっとも内側の層は、食べ物を粉砕する胃液から胃壁を保護する粘液などを分泌する「粘膜」、中心の層は胃のはたらきを担う筋肉の「筋層」、もっとも外側は臓器全体を膜で包む「漿膜（しょうまく）」と呼ばれます。

胃がんは、まず胃の粘膜に発生します。最初は30〜60㎛（マイクロメートル）の細胞ですが、年単位の時間がかかって5㎜程度のかたまりになると、がんの種類によっては肉眼的に認識可能となることもあります。大きくなるにつれて、がん細胞は胃壁の中に入り込んでいき、漿膜やその外側まで広がり、近くにある大腸や膵臓（すいぞう）などの臓器にも及びます。がん細胞がこのように広がることを浸潤（しんじゅん）、その広がりの程度を深達度（しんたつど）といいます。

がん細胞が粘膜内を横に広がっているうちはよいのですが、胃壁の中に深く浸潤し始めると転移しやすくなります。

早期がんが進行がんに変わる時期

がんが粘膜層やその下の粘膜下層にとどまっているものを早期がんといいます。がんが粘膜下層を越えて筋層に入り込むか、より深く広がっているものを進行がんといいます。一般的に、がんが粘膜にできてから粘膜下層に至るまでには2〜3年かかるといわれています。

ただし、つねに同じような速度で進行するのではなく、なかにはかなり速く進行するがん、逆に10年もかかって進行がんになるがん、一定の時期を過ぎると急激に大きくなるがんなど、がんにより、患者さんにより、さまざまです。

拡大手術から縮小手術の方向へ

胃がんは、粘膜層と粘膜下層との間にある粘膜筋板（きんばん）を突き抜けると、転移している頻度が高くなります。粘膜下層には多くの静脈やリンパ管が通っていて、がん細胞が胃から外に流れ出し、転移しやすくなり、治療範囲も大きくなる場合が多くなります。ですから、少しでも早期にがんを発見することが重要です。粘膜にできたがんが粘膜下層に進むには2～3年かかるため、毎年検診を受けていれば、それだけがんを早期に発見できる可能性が高いのです。

現在、日本のX線検査や内視鏡検査の診断技術は目覚ましい進歩を遂げ、ますます精度が上がっています。

また、根治を目ざす治療としての手術も、より安全で十分なものになっています。早期胃がんの場合、胃のはたらきをなるべく残そうという縮小手術（48ページ）が選択されるようになってきています。検査で使う内視鏡では、がんを除去する治療も行われます（44ページ）。それらは、患者さんのからだにとって負担の少ない治療でもあるのです。

実際、早期がんが数多く発見されるようになり、治癒率は大幅にアップしています。今や早期胃がんであれば、治癒率は90％を超える数値が得られる時代になっています。

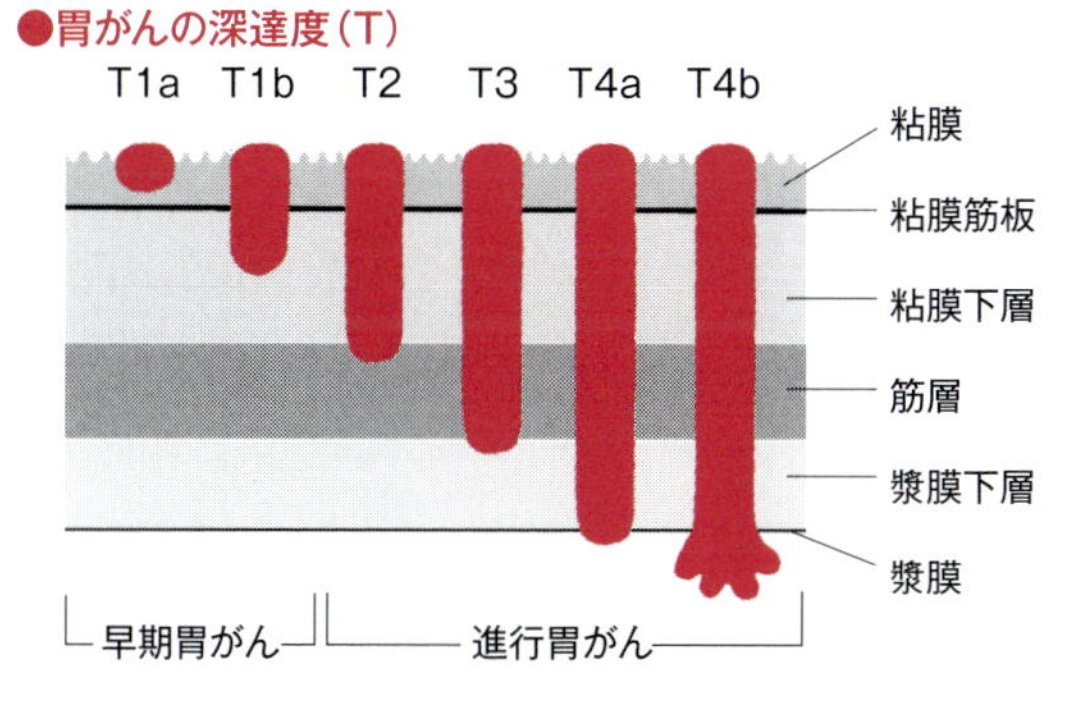

早期胃がん
T1　粘膜、粘膜下層にとどまっている

進行胃がん
T2　筋層まで及んでいる
T3　漿膜下組織にとどまる
T4　胃の外表面に顔を出しているか、
　　他臓器や組織にも広がる

基礎知識4

胃がんの生存率と治療効果

どの程度まで治るようになったかは治療後の生存率が目安に。

進み具合によって治療効果に差が

胃がんの再発は、治療後1～2年以内に起こることが多く、以降は徐々に減っていきます。治療後5年以上たってからの再発はさらに少なくなるため、治療後5年生存することを完治の目安としています。

よくいわれる「5年生存率」とは、治療を受けた患者さんのうち、5年後に生存している人数の割合を表したものです。一般的にこの生存率が、治癒率の目安として用いられています。

がんの進み具合を示すのに「病期（ステージ）」ということばを使いますが、病期はがんの深達度（しんたつど）や転移なども考慮し、Ⅰ期からⅣ期までの4つに、Ⅰ期、Ⅱ期、Ⅲ期はさらに細かく分けられます。5年生存率の数値は、この病期によって大きく異なってきます。

また、いくつかの病院の生存率を比較する場合には、計算の対象となった集団が、手術した患者さんに限るのか、入院患者さんだけか、外来患者さんも含めるのか、来院した患者さんをすべて含むのかなどによっても大きく異なってきますので、注意が必要です。

●胃がんの5年相対生存率

病期	男女計（%）	男性（%）	女性（%）
Ⅰ期	97.4	97.6	97.2
Ⅱ期	65.0	66.0	63.1
Ⅲ期	47.1	48.1	45.0
Ⅳ期	7.2	7.3	7.1
全病期	74.5	74.9	73.8

［出典］全国がんセンター協議会の生存率共同調査（2007～2009年診断症例、2018年2月集計）

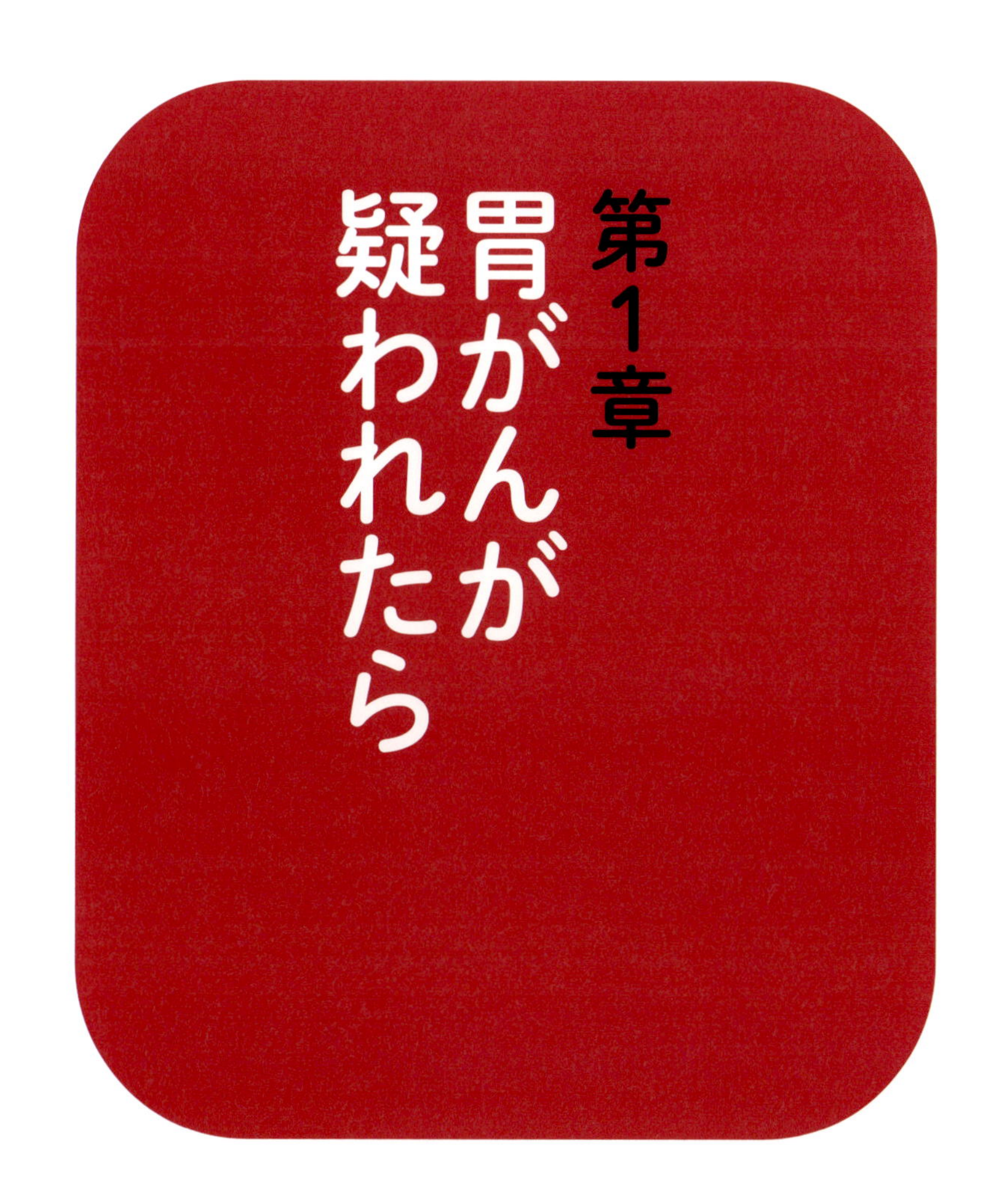

第1章 胃がんが疑われたら

胃の内視鏡検査などの精密検査を受けるように指摘されると、不安になる人が多いようです。しかし、実際にがんが見つかるのは、精密検査を受けたなかのほんのひと握りの人です。もし、がんが見つかった場合でも、早期に治療に取り組めるきっかけになるのですから、かならず検査を受けてください。

1 胃がん検診で指摘されたら

定期検診として、X線検査や胃内視鏡検査が行われるようになりました。検診を心がけ、精密検査は早めに受ける――それが、がんの早期発見につながります。

検診の結果の意味と精密検査

市町村による胃がんの住民検診では、X線検査[※1]のほかに、胃内視鏡検査も行われるようになりました。50歳以上の人を対象に2年に1回、問診に加え、X線検査（バリウム検査）または胃内視鏡検査のいずれか（当分の間はX線検査を40歳以上の人に年1回実施）を行うよう推奨しています。

X線検査は、多くの人に対応でき検査時間も短いため、スクリーニング（ふるい分け）検査として普及しています。胃内視鏡検査（20ページ）は、精密検査として胃の中を詳しく観察できますが、X線検査に比べて検査時間が長くかかります。各検査方法の特徴をふまえ、がん検診を選んでください。

X線検査では胃潰瘍（いかいよう）、ポリープ、胃炎などの良性の病気とがんを識別できない場合も「要精密検査」と判定します。また、過去に気がつかないうちに胃潰瘍を患い、治った痕跡（こんせき）ががんと区別がつかない場合もあります。胃がん検診を受けた人のうち約1割が「要精密検査」という判定になりますが、内視鏡検査が必要となった人の多くはこれら良性の病気で、実際にがんという診断が確定するのはわずかです。とくに早期のがんほど、良性の病気との識別が難しいといえます。内視鏡検査を受け

※1〈X線検査〉
定期集団検診で実施されている多くが、造影剤のバリウムを飲んで短時間に胃壁の内側の凹凸をX線撮影する「間接撮影」。撮影は、造影剤のバリウムを飲んで体外からX線を当て、胃の粘膜の状態をフィルムに撮影するもの。バリウムはX線を通さないので、胃の粘膜にぴったりくっついたバリウムの形状を写すことができる。その形状を見れば、胃の粘膜の状態を知ることができ、ちょっとしたくぼみ、しわやひだまでチェックできる。間接撮影といっても、以前に比べてフィルムのサイズが大きくなり、現在は精度がかなり上がっている。この検査で、がんの有無、疑わしいかどうかといった大局的なことの多くを把握できる。

る際には、かかりつけの医師とも相談して、診断と治療について十分な技術をもった医療機関を選び、なるべく早めに受診しましょう。

なかには検査を先延ばしにするどころか、結局、受けない人がいて、内視鏡検査が必要といわれても、5〜6人に1人くらいは検査を受けないという調査報告もあります。その理由は、不安や心配もある一方で、「毎年、精密検査が必要だと指摘されても、その都度なんともないという結果が出るので、今年もこれまでと同じ」といった勝手な判断もあるようです。しかし、油断は禁物です。

内視鏡検査の結果、かりに胃がんが見つかったとしても、早期に発見できたことで早期治療につながるかもしれません。実際、胃がんの治療を受けている人の約半数は早期がんです。仕事が忙しいからといった理由で、チャンスを逃さないようにしたいものです。

●胃がん検診受診率（40〜69歳）の推移

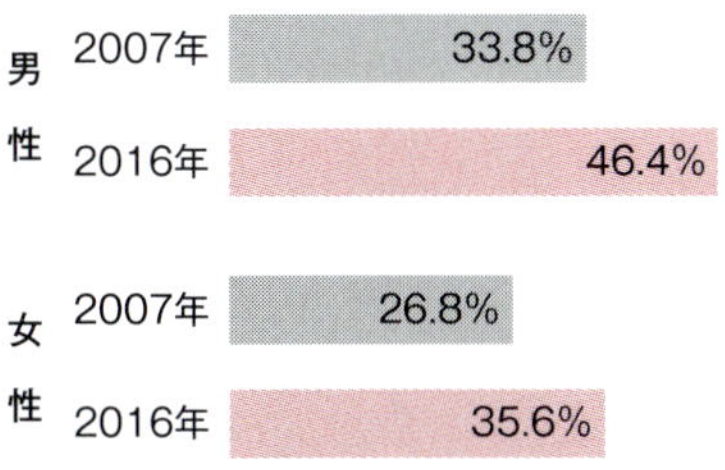

男性	2007年	33.8%
男性	2016年	46.4%
女性	2007年	26.8%
女性	2016年	35.6%

健診など（健康診断、健康診査および人間ドック）のなかで受診したものも含む。

［出典］国立がん研究センターがん情報サービス『がん登録・統計』

●胃がん検診の実施状況（2014年）

要精密検査率	8.2%
精密検査受診率	81.7%
陽性反応適中度	1.90%
がん発見率	0.16%

［出典］国立がん研究センターがん情報サービス『がん登録・統計』

また、以前は胃しか撮影できなかったが、現在のフィルムサイズになってからは、食道、胃、十二指腸まで、上部消化管のすべてを見られるようになった。

また、「間接撮影」に対して「直接撮影」という方法がある。これは、臓器を実物大でフィルムに撮影するもので、間接撮影よりもフィルムが大きいために、より細かな診断が可能になる。ただし、撮影回数が多く、検査時間がある程度必要となるので、集団検診よりも精密検査や人間ドックなどで多く利用されている。

2

胃がんを疑う自覚症状があったら

胃がんの初期症状は、健康な状態のときにも日常的に感じるような漠然とした症状が多いのですが、症状が続くようなら要注意です。

検診やはっきりしない症状が早期発見のきっかけに

胃がんは、早期の段階では目立った自覚症状がありません。がんがかなり進行してもまったく症状が現れないこともあります。一般的には、症状が現れたときには、かなり進行している場合が多いのです。ただ実際は、早期がんが見つかった人たちの半数が、何らかの症状を覚えているようです。

多いのは、みぞおちがすっきりしない、みぞおちに違和感を覚える[※1]、胃がふくらんだような感じになる、なんとなく食欲がない、食事がおいしく感じない、といった症状です。また、がんそのものの症状ではなく、胃炎や胃潰瘍（いかいよう）を合併するために痛み、出血、胃の不快感などが、検査を受けるきっかけになったりします。

進行すると症状がはっきりしてくる

胃がんが進行すると、それまでなんとなく感じていたような症状が重く大きくなってきます。おもに胃のはたらきが悪くなることによる症状で、食欲が低下し、それにともなって体重も減少してきます。みぞおちに重苦しさを感じます。さらに進行すると、がんそのものが食物の通過を妨げるようになります。症状としては、食

※1〈みぞおちの違和感〉
みぞおちはへその上、胸の中央の少しくぼんだ部分で、上腹部とも呼ぶ。みぞおちの痛み＝胃の痛みと思いがちだが、この部分には、腹部の痛みを現す神経が集中しているので、胃の痛みだけでなく、胆石（たんせき）、十二指腸や膵臓（すいぞう）の痛み、虫垂炎（ちゅうすいえん）の初期の痛みなど、さまざまな病気の痛みが現れる。

べるときのつかえ感、胸焼け、げっぷがよく出る、吐き気、嘔吐などです。

がんこな下痢が続くこともあります。これは、胃の粘膜の広い範囲が冒されて胃液の分泌が減り、消化不良となるために起こります。逆に、便秘になることもあります。これは、食欲がなくなって自然と食事量や水分量が減るために起こります。

がんが大腸に及んだ場合にも※2、便秘の症状が現れてきます。がんの部分から出血するなどの影響から貧血症状が現れると、見た目にも顔色が悪くなります。知らない間に貧血が進み、そのために動悸や息切れが生じて発見されることもあります。進行がんでは、60〜80％の人に貧血が起こるといわれています。

いずれにしても、何かしら自覚症状があり、それが続くようなら、迷わず受診したいものです。その場合は、最初から内視鏡検査を受けましょう。

※2〈大腸に及んだ場合〉
胃がんの転移の多くはリンパ節転移だが、近くの臓器に直接広がる形で転移することがあり、膵臓、肝臓、横行結腸などに転移しやすい。また、がん細胞が胃からこぼれて大腸に付着することもある。

定期的に検診を受けていたAさん

Aさんはこれまで、毎年地域で実施している定期検診を利用し、検査は自宅近くの医院で受けていました。バリウムが苦手なので今回はX線検査ではなく、内視鏡検査を受けたところ、早期胃がんが見つかりました。

病状説明の際は、「命を落とすようなことはない」という思いと、「じつはすでに進行しているる？」という思いが交錯。転移は？　余命は？　冷静にならなくてはと思い、医院を出る際に、家族に電話をして弱音を吐き、少し気持ちが楽になりました。

手術を受ける病院は、その医院で紹介してもらいました。当初は内視鏡治療の範囲内といわれていたのに、胃に接するリンパ節への転移の可能性があるといわれ、開腹手術になりました。それもまたショックでしたが、医師からは治る可能性の高いがんとの説明を受け、退院の日、検診を受けていたからこそ、この日を迎えられたという実感をかみしめました。

（男性、50歳代）

3 精密検査は受けましょう

胃がんが疑われると、さまざまな検査を行います。もし、がんが見つかった場合には、進行度の診断などが今後の治療法につながっていきます。

胃の中を詳しく観察する内視鏡検査

定期検診などで精密検査が必要といわれた場合、不安になるかもしれませんが、かならず検査を受けてください。最近は、二重造影法[※1]というX線検査ではなく、内視鏡検査が精密検査の第一選択になっています。

◎内視鏡検査　内視鏡（ビデオスコープ）を用いて、外からは見えない胃の内部を直接観察、記録します。先端部にライトとCCD[※2]がついた管を口から胃の中に入れ、内腔（ないくう）の画像をテレビ画面に表示します。病変がある場合には、その広がりや深さなどを診断します。最近では精度の高いものが開発されていて、拡大画像も得られ、細かな病変でも診断できるようになりました。

通常のケースでは、検査前日の午後8時以降は、絶食するよう指示がありますので守ってください。また、検査後1時間ほどは、のどがしびれているので飲食を控えてください。

内視鏡は直径10㎜程度の太さです。口からの挿入の際に、苦痛を少しでも和らげるために、のどに局所麻酔剤を使用します。胃の動きを抑えて胃の内部を観察しやすくするための薬剤、場合によっては鎮静薬や鎮痛薬なども用います。

※1〔二重造影法〕
日本で開発されたX線撮影法で、バリウムをただ飲んで撮影するのではなく、バリウムを胃壁に付着させ、さらに発泡剤を飲んで胃をふくらませて撮影するもの。こうすると、病変部分とそうでない部分とのコントラストがはっきりして、粘膜の凹凸を詳しく観察できる。ごく小さな早期がんや粘膜層のごく浅い部分にある早期がんも発見できる。最近は、各自治体の定期検診にも取り入れられるようになっている。

さらに、必要に応じて超音波内視鏡検査を行います。これは、内視鏡の先端についた超音波装置を用いて、粘膜の下の深層部分、また胃壁そのものや胃壁の外の組織などを観察できるものです。胃がんがどれくらい深く広がって（浸潤）いるか、また、精度は高くありませんが胃の外側のリンパ節が腫れていないかどうか、つまりリンパ節転移のようすなどについて調べることができます。超音波内視鏡検査は、通常の内視鏡検査での観察では不十分な場合にのみ、追加で行われることがあります。

また、これまでは口から内視鏡を入れる経口内視鏡が一般的でしたが、最近は、内視鏡を鼻から入れる経鼻内視鏡も用いられるようになっています。経鼻内視鏡は直径6㎜程度、鉛筆よりも少し細いくらいのものを用います。口から入れていた場合には舌根（舌の付け根）を通るために、吐き気を催していましたが（咽頭反射）、経鼻内視鏡では咽頭反射も少なく、速やかに挿入できるのが利点です。咽頭反射がほとんどないので、検査する側としては、咽頭喉頭部（食道と気管が分かれる周辺）の観察がスムーズにできます。内視鏡で舌を押さえつけないので、検査中も自由に会話ができ、リラックスして検査を受けられます。患者さん側の苦痛が少ない分、検査する側も検査に集中できるという利点があります。しかし、治療を必要とする場合は、経口内視鏡が適切です。経鼻内視鏡は、がんを拾い上げるスクリーニング検査、健康診断向きの検査です。

ほかに、以下のような検査を行うことで、がんが発生しているかどうか、どの部分にできているのか、その深さや広がりの程度を判定することができます。

※2〔CCD〕
光を検出する撮影素子で、デジタルビデオなどにも利用されている。CCDの利用によってファイバースコープからビデオスコープが内視鏡の主流になっている。

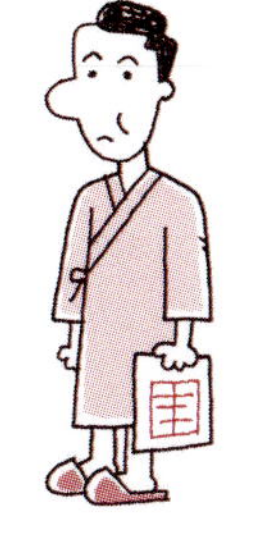

「要精密検査」と判定されたらちゃんと検査を受けましょう。

がんの確定診断と広がりを調べる検査

◎生検（せいけん）　内視鏡の内部に生検用の鉗子（かんし）を通すトンネルがつくってあり、手元の操作で胃の粘膜をちぎりとることができます。採取した粘膜組織を顕微鏡で調べます。がんであるかどうか、がんであればどのような種類なのか、その悪性度を調べます。生検が行われて初めて、がんの診断がつきます。粘膜自体には感覚神経がないので、組織切除の際は、触っている感じはわかっても痛みはありません。

◎CT検査　からだの周囲からX線を照射し、得られた情報をコンピューターで解析しながら、からだの輪切りの画像として描き出す検査です。治療前に転移や周辺の臓器へのがんの広がり具合を調べることができます。治療法を決めるのに、重要な判断材料となります。造影剤を使う場合と使わない場合がありますが、造影剤を使うと病変がより鮮明に描き出されます。造影剤がからだに入る際に熱い感じがありますが、それ以外にはほとんど苦痛のない検査です。造影剤に含まれているヨードという物質にアレルギーのある人は受けることができません。

◎PET（ペット）検査　早期胃がんを除く各種のがんで転移や再発の診断に利用されます。検査費用が高額のため、他の検査で診断が確定できない場合に行われます。

◎注腸検査　胃のすぐ近くを通っている大腸にがんが広がっていないか、調べる検査です。まず下剤で便を出し、その後に肛門（こうもん）からバリウムと空気を注入し、大腸の形をX線写真でチェックします。※1腹膜転移が起こっていないかなども確認します。検査中、大腸に空気が入ると、おなかに強い張りを感じます。

※1〔腹膜転移〕　胃がんの腹膜転移とは、がんが胃の壁の表面からこぼれ落ち、おなかの中に広がった状態。おなかの臓器（肝臓、腸、膀胱（ぼうこう）、卵巣など）は腹膜に包み込まれている。がんは臓器の腹膜（漿膜（しょうまく））に侵入して増殖する。

※2〔病理検査〕　生検のように、採取した検体を顕微鏡で診断する検査を病理検査と呼ぶ。

※3〔組織型〕　組織型でみると、胃がんのほとんどが腺がんで、まれに内分泌細胞がんがある。

●胃の検査にかかる時間と費用の目安

検査名	時間	費用（3割負担分）
内視鏡検査	病変の有無や胃の状態によって異なるが、通常のスクリーニングでは10分程度、精密検査やいくつもの組織を採取する場合は20～30分かかることも。	内視鏡 約1万2000円（約4000円） 超音波内視鏡 約1万5000円（約4500円） 生検 約3万1000円（約9300円）
X線検査（二重造影法）	通常は5～10分程度だが、病変の範囲を精密に写す場合には30分以上かかることも。	1万円（3000円）
CT検査	単純撮影と造影撮影の両方を行い、15分程度かかる。	約4～5万円（約1万2000～1万5000円）
注腸検査	20～30分程度かかる。	約1万6000円（4800円）

●初回検査から治療法決定までの流れ

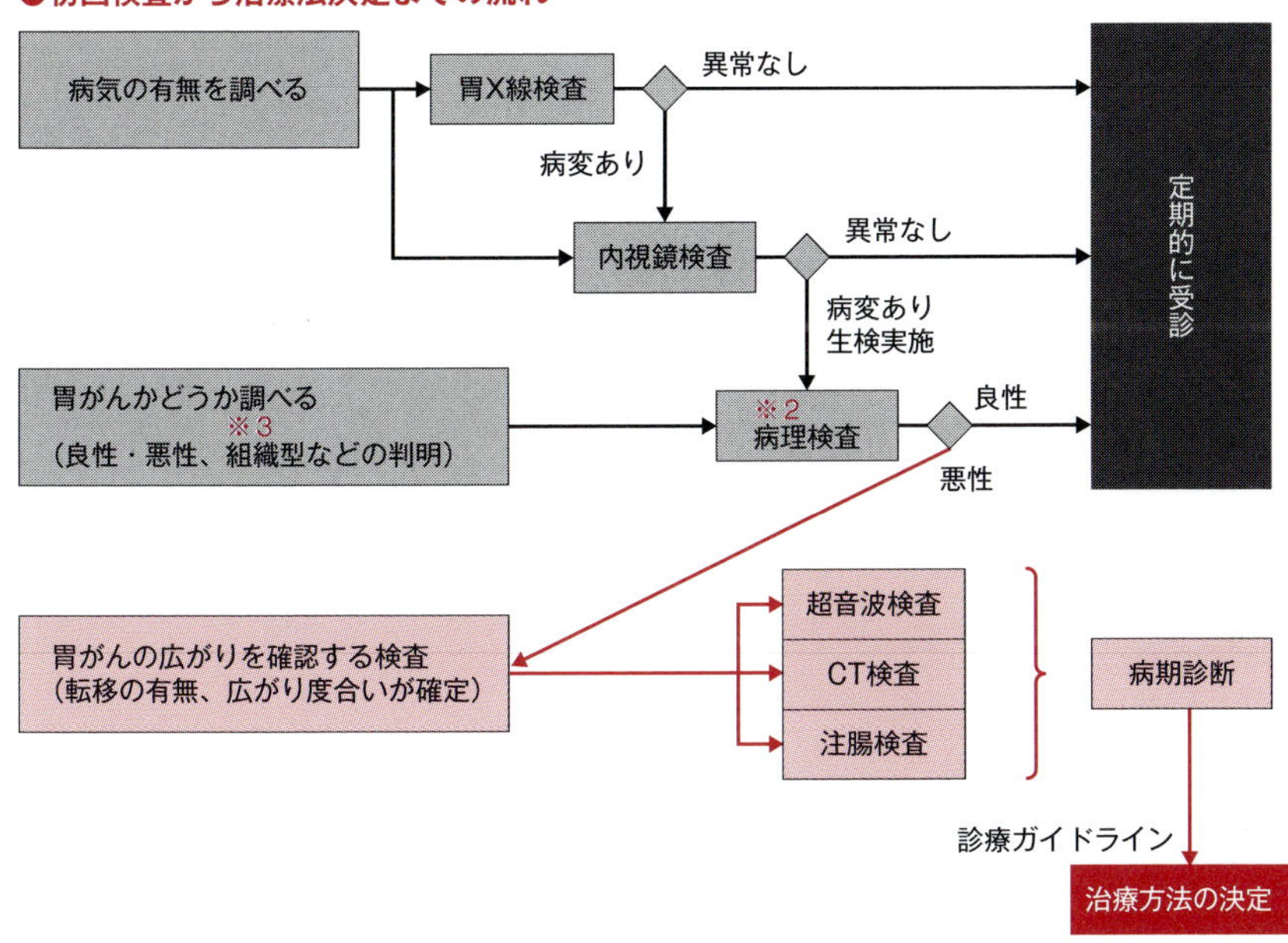

［出典］国立がん研究センターがん情報サービス『それぞれのがんの解説』「胃がん」より一部改変

4 胃がんと間違えやすい病気

胃がんの早期は胃炎や胃潰瘍と症状が似ています。胃炎や胃潰瘍は胃粘膜の炎症なのに対して、胃がんは細胞レベルの病気です。

胃炎、胃潰瘍、胃がんは別々の病気

胃もたれや胃の不快感などの胃がんの初期症状は、胃がんでなくてもよくみられるものが多く、とくに胃炎、胃潰瘍（いかいよう）・十二指腸潰瘍（消化性潰瘍）の症状と似ています。まず、これらの病気との違いを知っておきましょう。

胃炎という病気は、急性胃炎と慢性胃炎とに分けられ、急性胃炎の場合は、胃の粘膜が急性にただれてしまった状態です。原因はいろいろありますが、薬剤によるもの、アルコールによるもの、ストレスによるものなどがあります。また、感染によるものやアレルギーによるものもあります。

慢性胃炎は、胃の粘膜に炎症が続いている状態で、胃粘膜が薄くなって胃腺が萎（い）縮（しゅく）※1している萎縮性胃炎などがあります。萎縮性胃炎の原因のひとつはピロリ菌です（10ページ）。

胃潰瘍・十二指腸潰瘍は、胃や十二指腸※2の粘膜がえぐりとられている状態です。強力な消化力をもつ酸性の胃液と、その胃液から粘膜を保護する役目を担う粘液とのバランスが崩れると胃液で自らを消化してしまい、その結果として潰瘍ができるのです。十二指腸の内腔（ないくう）も胃壁と似た構造をしていて、胃に近い場所にあるため胃

※1〔胃腺（いせん）の萎縮〕
胃腺とは、胃粘膜にある分泌腺で、胃液や粘液などを分泌する。胃腺組織が破壊、減少、消失している状態が萎縮で、胃液などの分泌が悪くなり、消化力が落ちてくる。高齢者の多くは、慢性萎縮性胃炎にかかっているといわれる。

液の影響を受けやすく、同様のことが起こってきます。最初は粘膜の表面がただれる程度ですが、進行すると粘膜の層に穴があき、さらに次の層も冒されていきます。ピロリ菌、薬剤、喫煙、精神的ストレスが引き金になると考えられています。

　これら胃炎や胃潰瘍・十二指腸潰瘍に対して、胃がんは細胞そのものに異常が生じたもので、がん細胞が急激に増殖するものです。慢性胃炎（萎縮性胃炎）は胃がんの遠因となることが考えられるものの、胃潰瘍をほうっておいても胃がんになるといったこともありません。それぞれ直接の関係はなく、別々の病気です。

　勝手な判断で市販の薬を飲んで、その一時期をやり過ごしていると、もしも胃がんだった場合には、早期のがんを見逃すことになりかねません。病院を受診して、正しい診断を受けるようにしましょう。

※2〔十二指腸〕
　胃の出口から25㎝ほどのC字型の部分。胃に近いところの丸くふくらんだ部分（十二指腸球部）が、胃液の影響をもっとも受けやすく、潰瘍が発生しやすい。十二指腸の名は、長さが指12本を横に並べた長さ（指の幅×12。約25㎝）くらいであることに由来する。

症状がきっかけで検査をしたBさん

　Bさんは、最近、食欲がなかったり、なんとなく体調が思わしくなかったのですが、共働きで多忙な毎日、たんなる疲れだろうと決めつけていました。

　ところが、ある日突然、嘔吐を繰り返したのです。これは普通じゃないと直感しました。胃潰瘍？　あまり楽観的にはなれない予感のようなものがあり、あわてて病院を受診しました。

　これまで、定期的な健康診断は受けていたものの、胃がんの検査は受けたことがありません。時間がかかると思っていたので、敬遠していたのです。

　検査結果では、遠隔転移はなく、胃がんの病期Ⅱでした。幽門側胃切除術を受け、現在は、術後の回復も順調で、少しずつ仕事にも復帰し、再発予防のために、通院しながら抗がん剤を内服しています。

　もちろん再発の不安はありますが、いつも前向きな姿勢を心がけています。（女性、40歳代）

5 治療のためには正しい診断が必要

胃がんの8割は、胃の下3分の2の部分に発生しています。通常、胃は上部、中部、下部と分類され、発生場所と進行具合で手術法が決まってきます。

胃がんのできやすい部位

胃は普通、Jの字型をしています。食道から胃に通じる噴門※1、上部の胃底部、その下の胃体部、幽門前庭部（ゆうもんぜんていぶ）、十二指腸に通じる幽門※2と呼ばれる部位で構成されています。胃の中に食物が入ってくると、噴門がはたらき、食物が食道に逆流するのを防ぎます。食物を先に送るための蠕動運動（ぜんどううんどう）が起こりますが、同時に胃底部から胃液が分泌され、攪拌運動（かくはんうんどう）によって食物が小さく分解されていきます。胃で消化された食物がかゆ状になると、幽門から少しずつ十二指腸に運ばれていきます。幽門には、いちどにたくさんの量の食物が十二指腸に流れ込まないように調節するという役目があります。

胃の構成部分のうち、胃がんが発生しやすい場所は、幽門を含めた下3分の2の部分で、胃がん発生全体の8割を占めます。

胃がんでは、手術治療がもっとも有効で、標準的な治療ですが、胃切除の範囲は、がんができた場所、がんの進み具合（37ページ）の両方から決定されます。がんが噴門に近い部位にできた場合は、胃を全部とらなくてはならないことが多くなります。がんが噴門と離れている部位にできた場合は、幽門側切除が行われ、胃体部を

※1〔噴門（ふんもん）〕
胃の入り口を噴門という。食物が食道から胃に流れる際、ただ落ちていくのではなく、噴水のように勢いよく流れ込むところからこの名がついた。胃に入ったものが、食道に逆流しないのは、食道と胃との間に括約筋（かつやくきん）のように閉じる機能があるため。食道から胃へは食物をスムーズに通過させ、逆方向への流れは阻止する仕組みになっている。

※2〔幽門〕
胃の出口を幽門という。胃と十二指腸との間に幽門括約筋があり、このはたらきによって、胃で消化されたものがいちどに小腸に流れていかないような仕組みになっている。食物を少し送り出したら閉

ある程度残すことができます。かりにがんが噴門に近くても、比較的小さな早期がんであれば、噴門側切除が行われることもあります。

●胃の構造

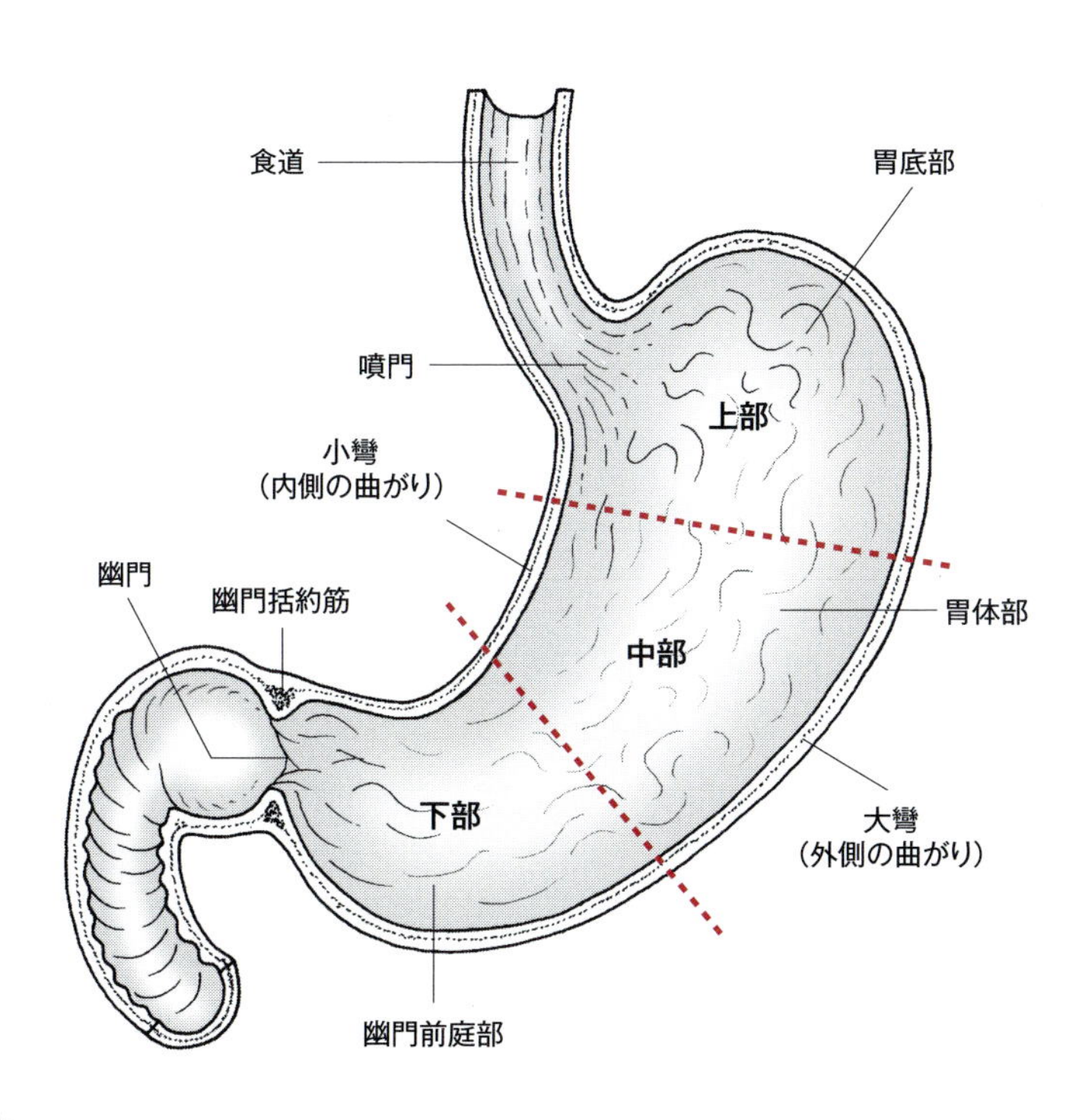

胃は容積約1,500mLの袋のような臓器で、一般的には食物を2～3時間ためて消化し、十二指腸へと送り出している。

まり、また送り出しては閉まるという運動を継続的に繰り返している。

〔胃の3つの部分〕
胃は、小彎（しょうわん）を3等分した点と大彎を3等分した点を結んだラインで、上部、中部、下部の3つに分けられる。

特徴からいくつかの種類に分かれる

まず、がん細胞の発育の仕方から「限局タイプ」と「浸潤タイプ」とに分けられます。限局タイプは、胃の正常な組織を押しのけてかたまりをつくり、胃の中に突き出るように発育するものです。浸潤タイプは、正常な組織にバラバラに入り込んで発育するものです。この場合、正常な部分とがんとの境界がはっきりしません。

次に、がん細胞の増殖[※3]の仕方の違いから「未分化型」と「分化型」とに分けられます。未分化型は、胃の粘膜構造としての形や並び方を保たずに増殖しています。それに対して、分化型は、正常な細胞と同じような配列を規則正しくつくりながら分裂を繰り返していきます。限局タイプには分化型が多く、浸潤タイプには未分化型が多いことがわかっています。

また、種類によって悪性度が違ってきます。浸潤タイプのなかには、胃の表面にはあまり出ないで、胃の壁の中をはうように広がって発育するタイプがあり、これは進行すると胃の壁が厚く、かたくなります。「スキルス胃がん」「硬性がん」といわれます。スキルス胃がんは、胃の中に突出するものと違って、X線や内視鏡検査で早期に見つけるのが、大変に難しい特殊なタイプです。発見したときにすでに進行しており、受診して診断がついた時点で、約6割が手術できない状態になっています。

浸潤タイプでは、がん細胞がいちばん外側の壁を破って腹膜にこぼれ落ちると、腹膜全体に広がる傾向があり、がん性腹膜炎[※4]を起こすことがあります。限局タイプ

※3〈増殖〉
がんという病気は、発生した1個のがん細胞が細胞分裂を繰り返しながら無限に増殖していくもの。その結果、ある程度の大きさになると症状が現れてきたり、検診などで見つかったりする。胃がんの場合、細胞の数が1億～10億個ぐらいになり、大きさとしては1㎝くらいにならないと見つからない。

は、がん性腹膜炎にはなりにくいのですが、血管の中に入り込んで、肝臓などに転移することがあります。未分化型は、小さいものでもリンパ節に転移（54ページ）することがあります。そのため、小さくても内視鏡治療ができないなど、未分化型であるか、分化型であるかは、治療に大きくかかわってきます。

●分化型胃がん

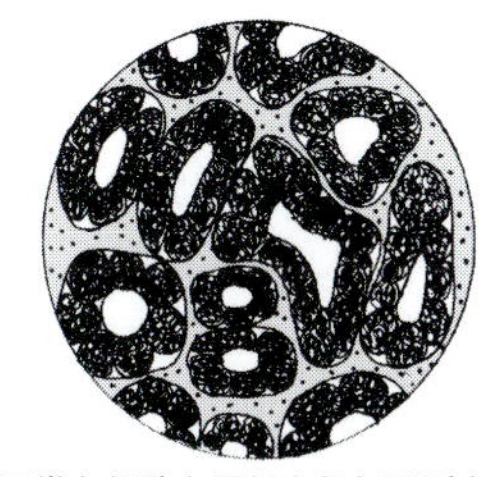

正常な細胞と同じような配列をつくって増殖する。

●未分化型胃がん

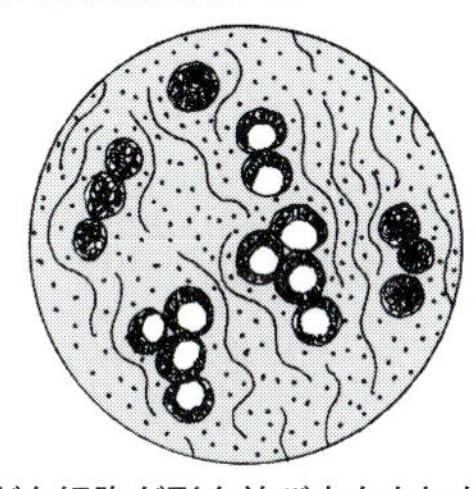

がん細胞が形も並び方もまとまりなく増殖する。

［出典］日本胃癌学会 編,『胃がん治療ガイドラインの解説　第2版』金原出版, 2004年より作成

●早期胃がんの分類

形によって5つのタイプに分類される。

Ⅰ 隆起型

Ⅱ 表面型

Ⅱa 表面隆起型　Ⅱb 表面平坦型　Ⅱc 表面陥凹型

Ⅲ 陥凹型

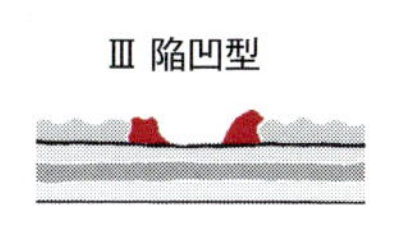

※4〔がん性腹膜炎〕
がん細胞が、腹膜転移を起こし、腹膜（腹部にある内臓を覆っている薄い膜）全体に散らばった状態をがん性腹膜炎という。大きくなったがんが腸の壁を狭くして、腸の内容物が流れなくなる腸閉塞（ちょうへいそく）を起こしたり、腹水（ふくすい）（体液が腹部のすき間に漏れ出したもの）がたまっておなかがふくらみ、呼吸が苦しくなったりすることも。腹水自体にも、がん細胞がたくさん含まれている。

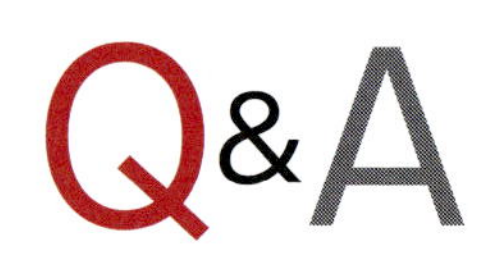

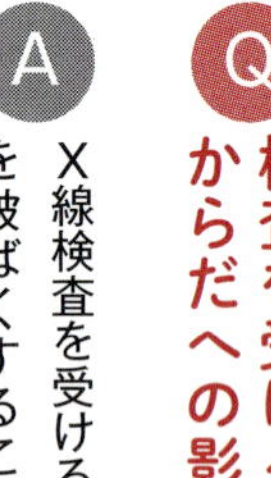

Q 検査を受けることで からだへの影響はありませんか？

A X線検査を受けると、放射能を被ばくすることになります。しかし、撮影方法によって差はあるものの、自然のなかで浴びる放射能と同程度です。検査で健康に大きな影響を及ぼすことはありません。

一方、内視鏡検査では、確率的には極めて低いのですが、内視鏡を入れることで感染したり、胃を傷つけて出血したり、胃に穴をあけてしまうといった危険性があります。

ただし、精密検査が必要といわれた人や気になる胃の症状がある人は、内視鏡検査を受けるようにしましょう。

Q ポリープが時間の経過とともに 胃がんに変化していくことはありますか？

A 胃ポリープとは、胃の粘膜が内腔に向かって盛り上がってできた腫瘤（いぼ状のもの）で、良性のものも悪性のものもありますが、通常は良性のものを指します。

ポリープは自覚症状がほとんどないので、一般的には、検診などで偶然発見されることが多いのですが、さらに内視鏡検査を行うことで、ほぼ診断はつきます。しかし、形態だけでは判定できない場合もあり、胃がんが疑われるようなら、生検を行って確認しなくてはなりません。

かつて、胃ポリープは前がん状態といわれ、ある程度の大きさになると切除していた時代もありました。

しかし現在は、良性胃ポリープと胃がんとは、まったく別物とわかってきました。胃ポリープはがん化することもないので、基本的には切除は行いません。

切除するのは、ポリープの表面からの出血が続き、それによって貧血症状が起こったり、胃の出口付近にポリープができているために、胃の内容物の通過障害を招き、胃もたれなどの自覚症状が現れていたりする場合などです。

切除は内視鏡で行います。

ただし、ポリープには、悪性のものもあるので、最初にポリープが見つかったときに、ほうっておかずに、詳しく調べておくことが重要です。

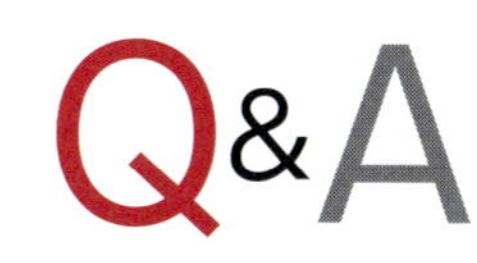

Q ペプシノゲン検査で胃がんが見つかることはありますか？

A ペプシノゲン検査とは、血液検査によって、胃粘膜の老化度（萎縮度）を調べるものです。一部の胃がんは、萎縮の進んだ粘膜から発生することがわかっています。萎縮性胃炎になるとペプシノゲンという物質が減少するため、血液検査でこの物質の濃度を調べることで、萎縮性胃炎を見つけ、早期の胃がん発見に備えようとする検査です。つまり、胃がんのできやすい人を発見する検査ともいえるでしょう。

　陽性と判定されたら、胃粘膜が胃がんを発生しやすい状態にあるので、定期的に検診を受けるのが望ましいといえます。また、かならずしも今、胃がんができているというわけではありませんが、検査をきっかけに胃がんが見つかることがあります。ただし、陰性と診断されても、胃がんが見つかることもあります。

Q 血液を採取するだけでがんがわかる腫瘍マーカーとはどういうものですか？

A 細胞ががん化すると、細胞の中で異常な代謝が起き、ある種の物質をつくり出し、血液や尿などに放出されます。正常な細胞であっても少量は産出されるものの、がん細胞がある程度大きくなると量が増えるので、採血して測定することができます。

　この物質を腫瘍マーカーといいます。胃がんで血液中に増える腫瘍マーカーは、CEA、CA19-9、AFPなどと呼ばれる物質です。

　胃がんが進行したり、再発したり、転移したりすると、腫瘍マーカーが基準値を超えて上昇する場合があります。また、胃がんの手術を受けて基準値以下に下がれば、手術がうまくいった可能性を示します。抗がん剤による治療においても同様のことがいえます。逆に、これらの治療にもかかわらず、基準値を超えて上昇するようであれば、胃がんが進行している可能性があります。

　腫瘍マーカーは、がんの進行をある程度推定する手がかりになりますが、絶対ではありません。進行がんでも腫瘍マーカーが陰性の場合があります。早期胃がんでは、腫瘍マーカーが陰性であることがほとんどで、胃がんの早期発見には役立ちません。

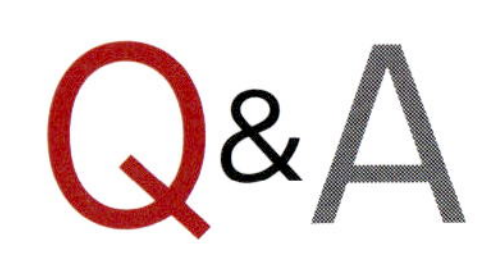

Q どれくらいの間隔で胃がん検診を受ければよいですか？

A 胃がん検診では、50歳以上の人にX線検査（バリウム検査）または胃内視鏡検査を2年に1回受けるように、国が推奨しています。一方、以前は40歳以上の人を対象に1年に1回、胃のX線検査が行われていたため、当分の間、X線検査は40歳以上の人を対象に1年に1回実施可としています。

X線検査の精度はかなり上がってきていますが、早期のがんを発見するには胃内視鏡検査が優れています。もし、X線検査の結果で「要精密検査」といわれたら、精密検査として内視鏡検査を受けることになります。

また、胃部の違和感や胸焼けなどの症状のある人は、胃に治療すべき病気がある可能性があるので、検診とは別にちゃんと病院を受診して内視鏡検査を受けたほうがよいでしょう。

年齢とともに胃がんの発生は増加していきます。そのため、年齢が50歳を越えている人は、胃内視鏡検査を2年に1回は受けるようにしましょう。

Q そもそもバリウムって何ですか？

A 造影剤のバリウムの成分は、硫酸バリウムというものです。人体に無害ですが、消化も吸収もされないので、検査後は下剤を飲んで排泄（はいせつ）しなくてはなりません。

また、バリウムはX線を通さないので、食道から十二指腸までの粘膜にくっついたバリウムの形状を撮影することで、それらの臓器の粘膜の状態を知ることができるのです。

上部消化管X線検査によって、粘膜の小さなくぼみ、しわやひだまでチェックが可能で、がんの有無や疑わしいかどうかを判定するのに利用されています。

検査の際に、バリウムを飲みますが、おいしい味のものだと、胃が活発に動いてしまい、検査に支障が出てくるため、必要以上に味の調整はしていません。

それでも最近は改良されて、飲みやすく、飲む量も少なくてすむようになってきました。

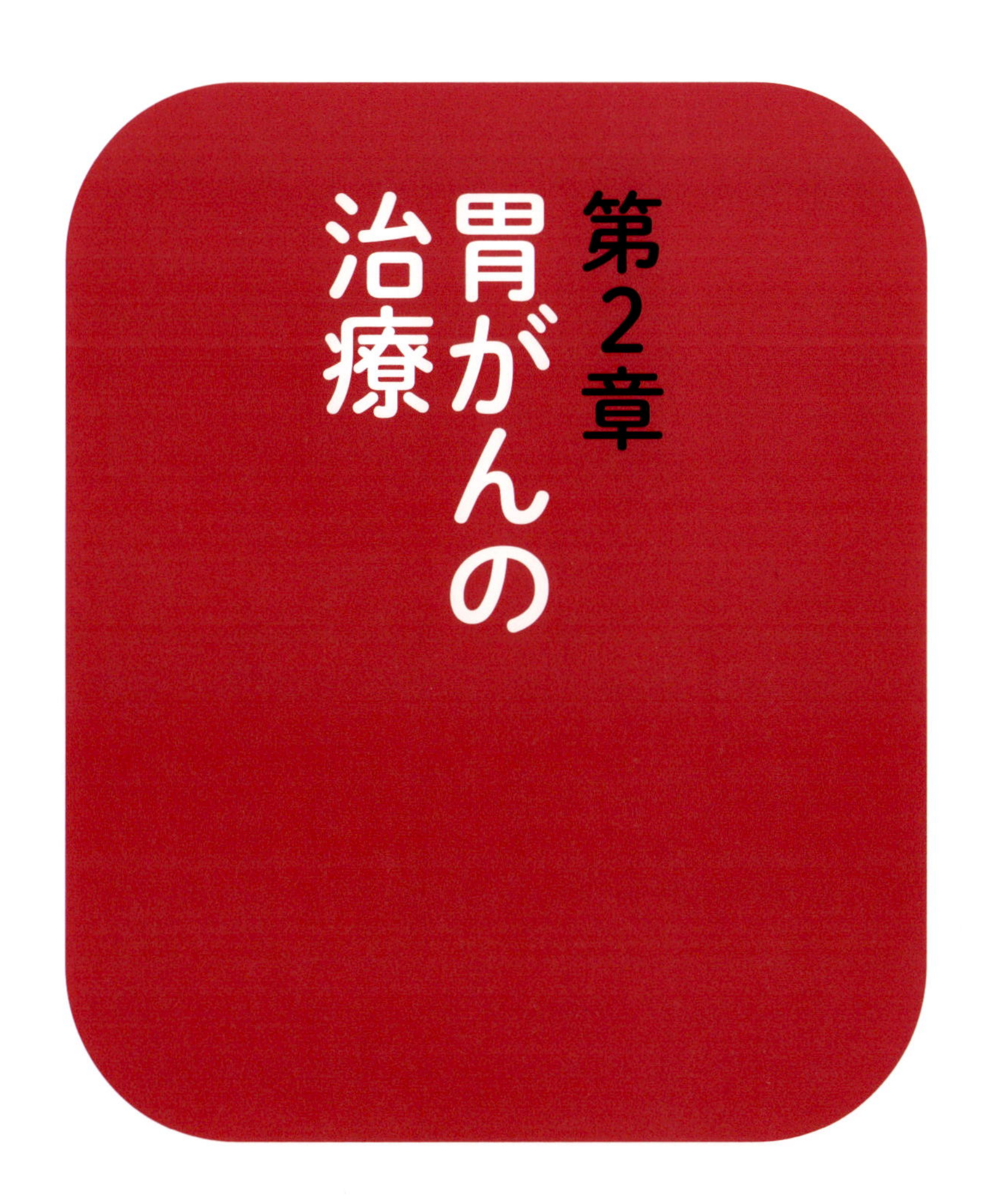

第2章 胃がんの治療

おもに手術によって治療される胃がんでは、早期がんか進行がんか、がんの広がりや転移の状況によって、内視鏡治療から開腹して行う外科手術まで、さまざまな手術方法があります。さらに、状況によって抗がん剤や放射線療法を追加することもあり、自分の状態にあった治療を選ぶことが大切です。

1 治療方針は納得したうえで選ぼう

診断の結果をしっかり受け止め、今後のことに気持ちを向けたいもの。治療方針については、理解と納得が得られるまで十分な説明を受けましょう。

まず自分の病状について理解することが大切

ある程度の覚悟があったとしても、検査結果が出て、いざがん[※1]の病状説明を受けるとなると、「なんで自分が……。そんなはずはない」などと、病気を認めたくない気持ちがこみあげてくるかもしれません。絶望感に襲われ、何も考えられない状態に陥るかもしれません。そうした心の動きは、誰にでも起こりうることなのです。

しかし、医学の進歩によってがんの治療成績は確実に向上してきています。「がん＝死」ではありません。自分の病気としっかり向き合い、治療を含めて今後のことについて考えを一歩ずつ進めていきましょう。

それには、まず、医師から聞いた病状をきちんと理解しようとする姿勢をもつことが大切です。そのうえで、治療を受ける病院を探します。治療を受ける病院では、医師からさらに詳しい病状や具体的な治療予定などを聞くことになります。より効果的に治療を受けるためにも、疑問や不明点を明確にして、医師に説明を求め、病気に対する理解を深めましょう。

医師は、病気の種類、進行度、患者さんに行う治療方法とその有効性、用いる薬とその副作用、ほかに考えられる治療法などについて、わかりやすいことばで説明

※1〈がんと診断された場合〉
がんと診断され、病状の説明を受けると、ほとんどの人が大きなショックを受け、1週間ほどは何もする気になれない。しかし2週間目ころから、困難を乗り越えようとする力がはたらき、少しずつ回復していく。落ち込んでいる期間があまりに長い場合は、心のケアを受けることも考えたい（154ページ）。

してくれるはずです。こうした医師の説明に対して患者さんから同意が得られることをインフォームド・コンセント[※2]といいます。その考え方は、最適な医療を実現し、最良の結果を生むための重要な要素です。医師からの十分な説明で納得が得られたら、医師を信頼して前向きに治療に臨みましょう。

ゆとりをもって治療に臨める準備を

一般的には、診断を受けてから治療が始まるまで、検査や入院待ちの時間がありますす。治療開始までの期間は、かぜなどをひかないように体調を整えながら、基本的には、それまでと同じ生活を続けてかまいません。その間に、自分にとって必要な情報を集めておくとよいでしょう。病状や治療法、治療後の療養生活などについての情報を集めておくと、医師の説明も理解しやすくなります。よく理解できるようになると、知らなかったことに対する漠然とした不安が軽減されます。そうした情報は、治療法の選択など、その都度納得のいく決定をするにあたっての判断材料となる場合もあります。

また、治療が始まると仕事や家事、日常生活にも影響が及び、支障がでてくることもあるので、治療開始までの間に、その対策を立てておきましょう。医療費などについても、さまざまな助成・支援制度があるので事前に調べておきます。胃がんの治療・療養生活は長期にわたるので、気力も体力も必要になります。できる限り、治療や療養に専念できる状況、環境を整えておき、気持ちにゆとりをもって治療に臨みたいものです。

※２〈インフォームド・コンセント〉
Informed Consent。直訳すると「情報を与えたうえでの同意」あるいは「知らされたうえでの同意」「説明と同意」。すべてを医師に任せるのではなく、患者さんや家族も医師や看護師などと一緒に、医療という共同作業を行っていこうという考えにもとづいている。１９７０年代にアメリカで生まれた考え方。

〈セカンドオピニオン〉
医師の説明に、もしも納得できない場合や、もっとほかによい治療法があるのではないかと不安になるような場合には、ほかの医療従事者の意見を求め、参考にするのもひとつの方法（１４４ページ）。

2 胃がん治療のガイドライン

胃がんの様相の変化に応じて治療法は多様化し、選択肢が増えています。医師は、患者さんや家族の希望もあわせて考慮し、治療法を決定していきます。

検査から手術・治療方針が決まるまで

胃がんでは手術がもっとも有効で標準的な治療法です。手術の基本は、胃の切除（48ページ）と同時に、決まった範囲の胃の周辺のリンパ節を除去します（54ページ）。胃の切除の範囲は、がんが発生している場所と病期の両方から決定されます。胃の切除範囲に応じて食物の通り道がつくられます（再建）。リンパ節に転移している可能性がほとんどない場合には、手術ではなく、内視鏡によるがんの切除が行われることもあります。

検査から手術・治療方針が決まるまでのおおよその流れは、以下のとおりです。

①生検（せいけん）を行って胃がんかどうかを確定します。

②内視鏡やX線検査で、胃がんの場所や広がり、深さを調べます。

③CTや超音波検査で胃がんのリンパ節転移や肝臓など全身への転移※1を調べます。

検査によって胃がんの進み具合が診断され、まず早期がん（がんが粘膜か粘膜下層にとどまり、再発の可能性が極めて低いがん）と進行がん（がんが筋層以深に入り込み、進行度に応じて再発する可能性があるがん）とに分類されます。

さらに、リンパ節転移の可能性があるか、あるとすればどの程度の範囲かといっ

※1〔肝臓への転移〕
胃や腸など、おなかの中（腹腔（ふくくう）内）の臓器の血液は、いったん肝臓を経由して心臓に戻っていく。そのため、がん細胞が血管に入り込むと、血液と一緒に肝臓に流れ込むため、転移しやすい。肝臓は胃に隣接しているので、直接広がる（浸潤（しんじゅん））こともある。

た要素を考え合わせて病期（進行度、ステージ）を確定させ、その病期に応じた治療法を検討していきます。

胃がんの病期

がんが胃の壁のどのくらいの深さまで潜り込んでいるか（T、深達度）、胃に関連するリンパ節（領域リンパ節）に何個転移しているか（N、リンパ節転移の広がり）、離れたほかの臓器への転移があるか（M、遠隔転移）などを目安にして、総合的に病期を決めています。

病期は、治療前の検査によって決まりますが（臨床分類）、手術治療を行った場合は、手術所見、病理所見を加味して、変更されます（病理分類）。

そのため、切除したがんの病理検査の結果、病期が上がったりすることもあれば、がんのリンパ節転移が見つからず、診断時の病期より下がったりすることもあります。

治療法は進行の程度に応じて総合的に判断

各病期に対してどのような治療を行うかは、日本胃癌学会が『胃癌治療ガイドライン』としてまとめています。これは、それぞれの施設や医師による治療方針の差を小さくするために作成されたものです。ただし、治療の大まかな道筋を示したものであって、かならずしもすべての人に当てはまるとは限りません。

ガイドラインに沿った治療法にもとづいて、医師は、年齢、体力、患者さんや家族の希望などを考慮したうえで総合的に判断し、もっとも適した治療方針を選択していきます。

◎粘膜内のがんの治療

リンパ節に転移がない（N0[※2]）、がんの深さが粘膜層（Mがん[※3]）にとどまっている（T1）と診断された場合（病期Ⅰ）は、がんの種類が分化型（28ページ）で、大きさが2㎝以下、潰瘍やその傷跡もないなら、内視鏡でがんが切除されます。また、2㎝を超える大きさで潰瘍もない分化型がんや、潰瘍やその傷跡はあるが3㎝以下の大きさの分化型がんは内視鏡的粘膜下層剥離術（ＥＳＤ）の対象になります。それ以外は、縮小手術（48ページ）となります。未分化型は、小さくてもリンパ節に転移することがあるので、原則として内視鏡での治療は行われません。

大きさが2㎝以下、潰瘍やその傷跡もないといった未分化型でも、条件を満たすとリンパ節転移の可能性が極めて低いので内視鏡で治療することがあります。ただし、これらの治療の長期予後に関する情報が少ないので、適応するには患者さんに十分な説明がなされます。

◎粘膜下層より深いがんの治療について

がんが粘膜の下の粘膜下層（ＳＭがん[※4]）より深い層に達している場合には、検査でリンパ節転移がないと診断されても、リンパ節転移の可能性が20％程度あるのです。術前や術中にすべてのリンパ節転移を診断するのは不可能であり、一定範囲のリンパ節を取り去る（郭清、54ページ）とともに、胃を切除する定型手術が行われます（50ページ）。

ただし、がんが粘膜下層にとどまっていて、手術前の診断でリンパ節転移がない

※2〔N0〕 転移がない場合はN0、胃に関連する領域リンパ節への転移の程度によりN1、N2…となる。

※3〔Mがん〕 粘膜mucosaの略で、T1のがんのうち粘膜層にとどまっているがんを表す（T1a）。

※4〔ＳＭがん〕 胃の粘膜下層submucosaの略。胃壁の層として内側から2番目の層にあたり、粘膜とは粘膜筋板で区切られる。粘膜下層の外側には筋層が続く。ＳＭがんはT1bに相当。

●胃がんの進行度臨床分類（cTNM、画像診断・審査腹腔鏡または開腹所見による総合診断）

	N0 リンパ節転移なし	N（＋） リンパ節転移あり
T1（胃粘膜または粘膜下組織にとどまる） T2（固有筋層にとどまる）	Ⅰ 内視鏡治療（44ページ） 縮小手術（48ページ）	ⅡA 定型手術（50ページ） 補助化学療法（60ページ）
T3（胃の漿膜化組織にとどまる） T4a（胃の外の表面に達している）	ⅡB 定型手術（50ページ） 補助化学療法（60ページ）	Ⅲ 定型手術（50ページ） 拡大手術（52ページ） 補助化学療法（60ページ）
T4b（他の臓器にも広がる）	ⅣA	
M1（遠隔転移あり）	ⅣB	

●胃がんの進行度病理分類（pTNM、胃切除後の病理検査による診断）

	N0 リンパ節に転移なし	N1 領域リンパ節に１～２個転移	N2 領域リンパ節に３～６個転移	N3a 領域リンパ節に７～15個転移	N3b 領域リンパ節に16個以上転移
T1a（胃粘膜にとどまる） T1b（胃粘膜下組織にとどまる）	ⅠA	ⅠB	ⅡA	ⅡB	ⅢB
T2（胃の固有筋層にとどまる）	ⅠB	ⅡA	ⅡB	ⅢA	ⅢB
T3（胃の漿膜化組織にとどまる）	ⅡA	ⅡB	ⅢA	ⅢB	ⅢC
T4a（胃の外の表面に達する）	ⅡB	ⅢA	ⅢA	ⅢB	ⅢC
T4b（他の臓器にも広がる）	ⅢA	ⅢB	ⅢB	ⅢC	ⅢC
M1 遠隔転移あり	Ⅳ				

［出典］日本胃癌学会 編,『胃癌治療ガイドライン　第５版』金原出版, 2018年より一部改変

場合（病期Ⅰ）には、縮小手術が行われます。

がんが胃の表面に出てきて、ほかの臓器に広がっている場合には、その臓器を胃と一緒に切除する拡大手術（52ページ）になります。

手術で開腹した際に、胃に関連した領域リンパ節に1～2個転移がある場合（N1）には、がんの深さが粘膜層（M）か粘膜下層（SM）であれば定型手術が行われます。ただし、この場合も、がんの大きさが2cm以下であれば、縮小手術となります。それ以上に深くがんが進行している場合には、T2、T3、T4aの段階であれば（13ページ図）定型手術、T4bの段階であれば拡大手術が行われます。

胃の領域リンパ節に3個以上転移がある場合（N2～N3）には、深さがT1、T2、T3、T4aの段階でも定型手術となります。

T4aで領域リンパ節に7個以上の転移か、深さがT4bの段階で、がん細胞をとりきれる可能性がある場合は、拡大手術となります。

がんをとりきれない手術しかできない場合の多くでは拡大手術は行われず、化学療法（60ページ）など、ほかの治療法が検討されます。

◎高度に進行したがんの治療について

肝臓や肺に転移している場合や、遠くのリンパ節に転移がある場合（M1）は病期Ⅳになりますが、同じⅣ期でも状態はさまざまです。治癒することを期待して拡大手術が行われることもあります。技術的に切除するのが困難な場合でも、胃と小腸をつなぐバイパス術などが行われ、食事ができるようにする緩和手術（58ページ）が行われることがあります。

緩和ケア（154〜169ページ）は、がんと診断された時点から利用することができますが、病期Ⅳでは、がんによって起こる痛み、不安など、さまざまな症状を少しでも軽減させることに重点をおいた緩和ケアが中心となることもあります。緩和ケアによって、患者さんや家族にとっても日常生活を維持していくための治療が行われます。

完治を目ざして開腹手術を受けることに

Cさんは人間ドックで胃の内視鏡検査を受けたところ、病期IAの早期胃がんと診断されました。内視鏡治療がギリギリ可能な大きさとのことでしたが、治療を受ける病院で詳しい検査をしたところ、がん細胞は分化型で下に潰瘍痕（かいようこん）。内視鏡治療では対応できず、開腹手術になると告げられました。

それまで1年に1回、きちんと検査を受けていて早期発見できたはずなのに、そして、からだの負担が少ない内視鏡治療ではなく、おなかを切る開腹手術をすすめられたことに、さらにショックを受けました。しかし一方で、手術をすればほぼ完治するといわれ、ホッとしたのも確かです。

息子が胃がんの手術についていろいろと調べてくれたことで、手術を受ける覚悟を決めたものの、手術が診断から数えると2か月も先になるのには、戸惑いがありました。その間にあちこちに転移しないのだろうか？　そんな心配をしながら過ごしていたので、待機期間はとても長く感じられました。

手術は、胃の噴門（ふんもん）と幽門（ゆうもん）を残して中間を切除する縮小手術でした。約2週間で退院できたのですが、入院中に、野菜の煮物が食べられるまでになりました。わが身の回復力にビックリ。人間のからだというのは、なかなか頼もしいものだと感じたそうです。

（女性、60歳代）

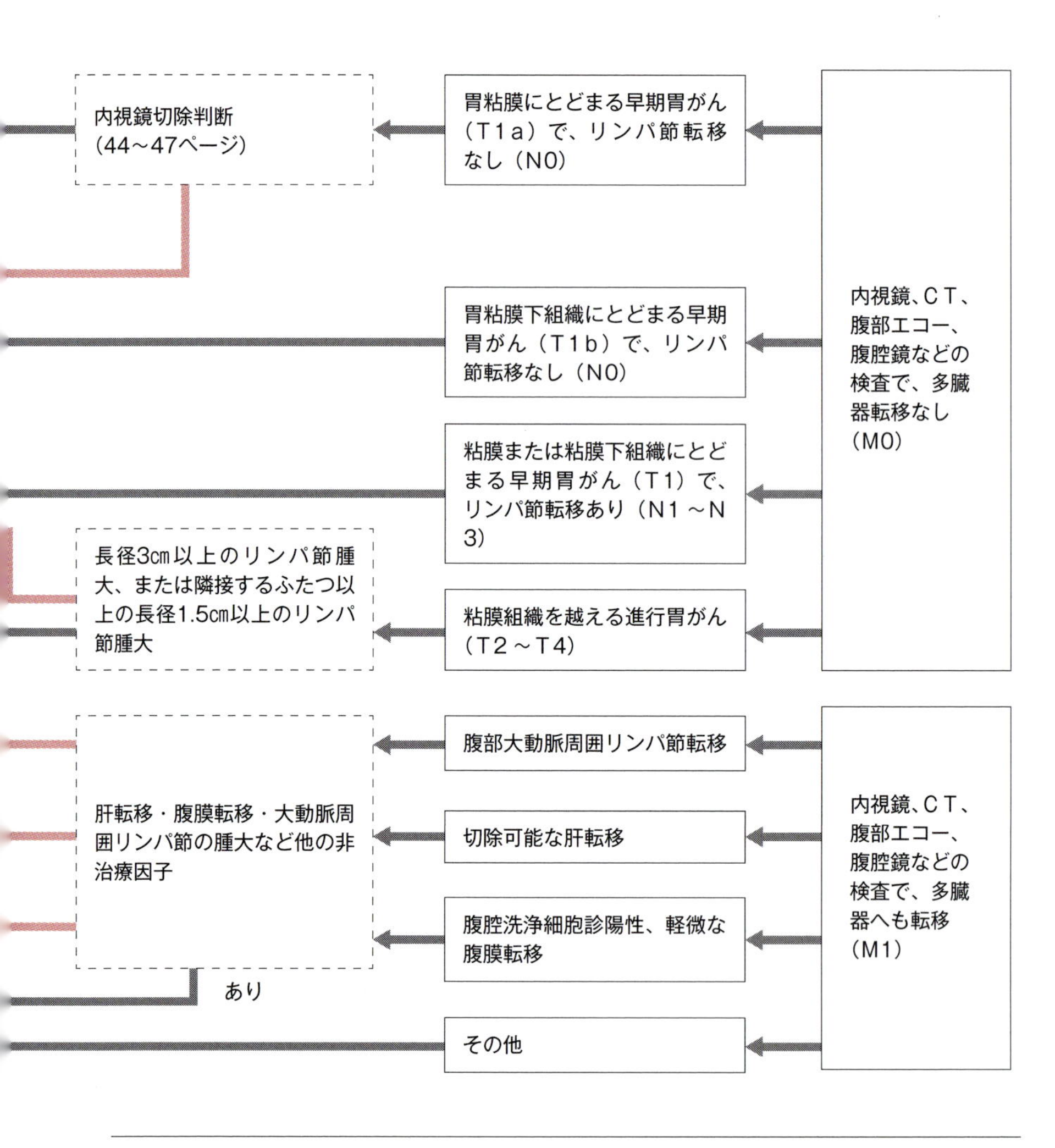

〈胃がんの治療法決定までの流れ〉

胃がんは、深達度（T）と転移の程度（N）、遠隔転移（M）によって、病期（Ⅰ～Ⅳ）に診断される。

さらに、胃がんの大きさなどの条件によって、適応となる標準的治療法が決められている。

一方で、新しい治療法の工夫も研究的治療として進められている。医療機関によって効果の差の出るものもあるため、研究的治療については、メリット、デメリット、治療期間や費用などを十分検討したうえで、選択するようにしたい。

●胃腺がんの治療決定までの流れ

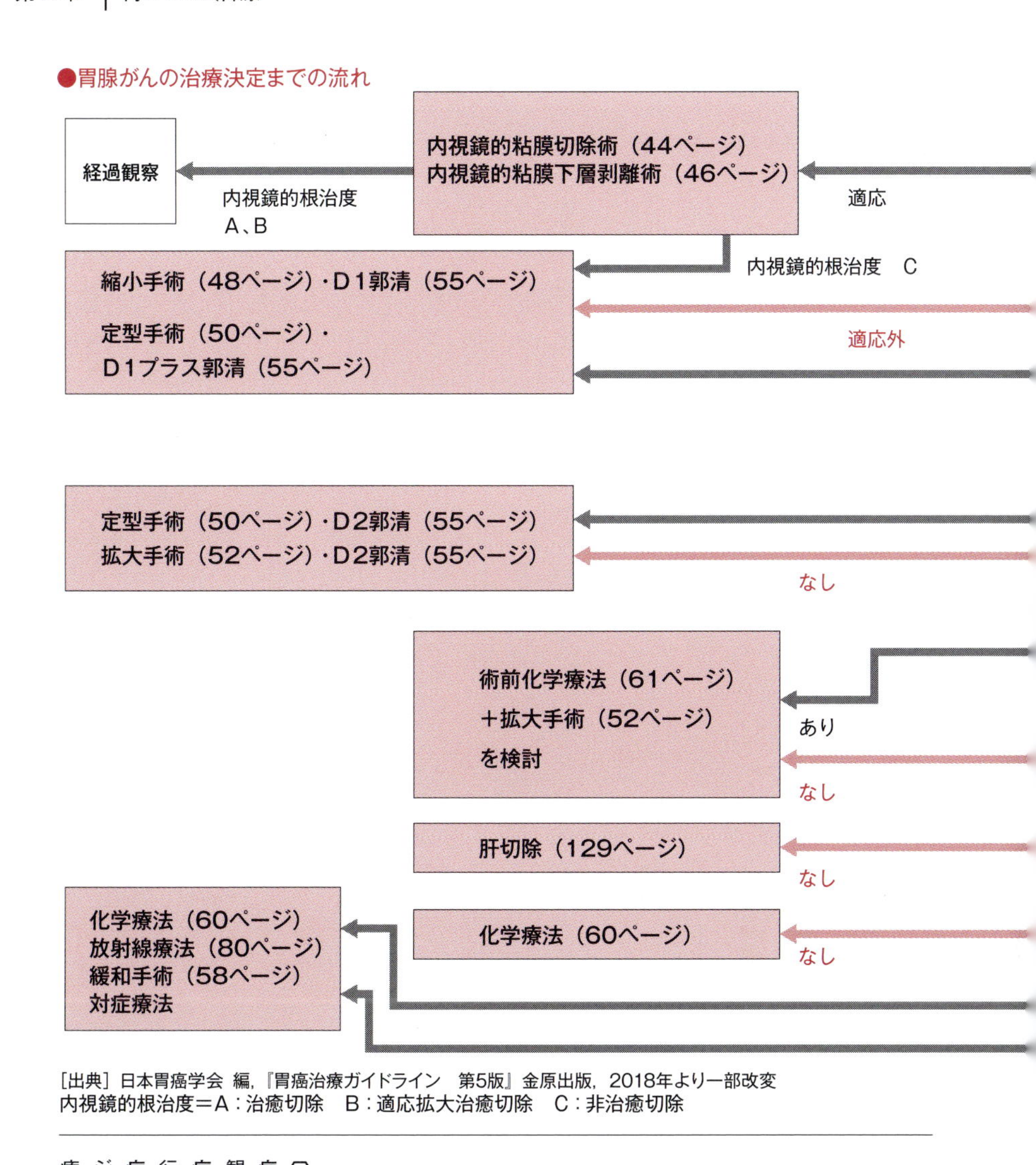

［出典］日本胃癌学会 編，『胃癌治療ガイドライン　第5版』金原出版，2018年より一部改変
内視鏡的根治度＝A：治癒切除　B：適応拡大治癒切除　C：非治癒切除

〔手術後の治療の流れ〕

病期Ⅰ　定期的に受診し、経過を観察していく。

病期Ⅱ、Ⅲ　術後補助化学療法を行う（60ページ）。

病期Ⅳ　抗がん剤治療（62ページ）や、がんの症状を抑える対症療法を行う。

3 早期胃がんの治療法

定期検診の普及や検診技術の向上により、今日では、早期胃がんが全体の約半数を占めるようになりました。治療成績もいちだんとよくなっています。

病期Ｉ、内視鏡治療が可能なケース

早期胃がんのなかでも、がんが粘膜内にとどまっていて、なおかつリンパ節転移の可能性がほとんどない段階のものは、おなかを切り開く必要のない内視鏡[※1]による治療で病変を切除することができます。

内視鏡治療の代表的なものに、内視鏡的粘膜切除術（ＥＭＲ）と内視鏡的粘膜下層剥離術（ＥＳＤ）があります。これらの治療では、内視鏡による切除が十分かどうかは病理検査で確認されます。不十分な場合は、胃を切除する手術が追加で必要になります。

◎内視鏡的粘膜切除術（ＥＭＲ）　病変の粘膜の下に内視鏡を用いて生理食塩水などを注入して病変の粘膜を浮かせ、スネアと呼ばれる輪状のワイヤーを用いて粘膜を焼き切る方法です。リンパ節転移の可能性がないがんの条件として次の４つがあげられます。

①がんが粘膜にとどまっていること。
②組織型が分化型[※2]がんであること。
③がんの内部に潰瘍（かいよう）を併発していないこと。

※１〔内視鏡〕　初めは気管や消化管などの内部を観察するためのものだったが、スネア（輪状ワイヤー）やＩＴナイフなどの操作端子も開発され、検査と治療を行えるようになった。
一般に内視鏡治療では、ポリペクトミーがよく行われる。ポリペクトミーPolypectomyとは、きのこ状に隆起したポリープを切除するポリープ切除術をいう。開腹してポリープを手術した場合にも使われるが、現在では、内視鏡治療によるものを指すことが多い。

④大きさが2㎝以下であること。

これらの条件を満たすがんは、内視鏡的粘膜切除術で切除でき、根治できます。

今までの多くの経験、研究から、がんが転移することもほとんどないとわかってい

●内視鏡的粘膜切除術（EMR）

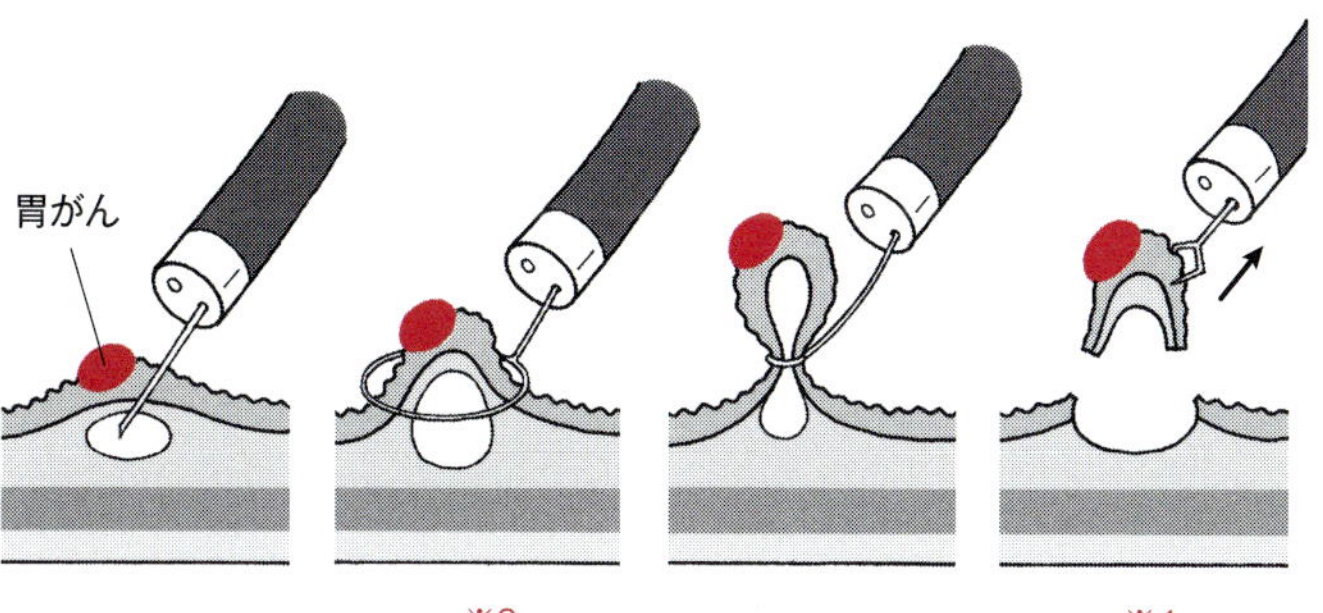

粘膜の下に生理食塩水を注入。病変を浮き上がらせる。

病変にスネア※3を引っ掛ける。

スネアに高周波電流を流して病変を焼き切る。

病変を鉗子※4でつかみ回収する。

●内視鏡的粘膜下層剥離術（ESD）

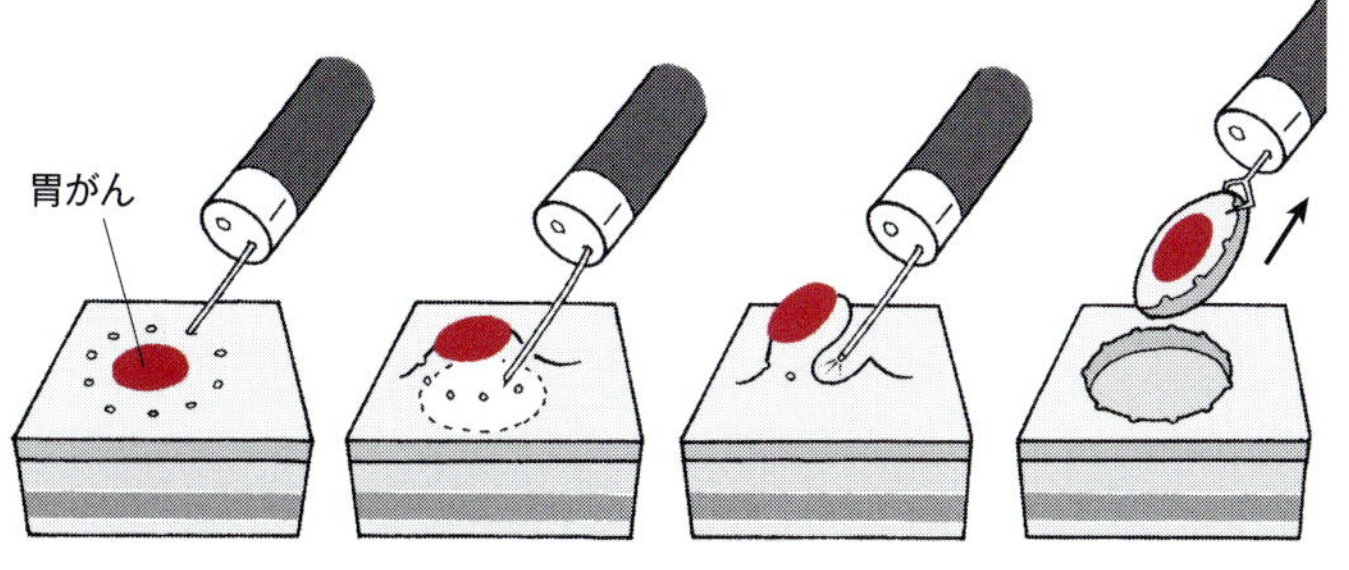

切除箇所をマークする。

粘膜下層に生理食塩水を注入。病変を浮き上がらせる。

専用ナイフで粘膜を切り、粘膜下層を剥離して病変を切除する。

病変を回収する。

※2〔分化型がん〕
がん細胞が、正常な細胞のように規則的な配列をつくって分裂していくタイプ（28ページ）。

※3〔スネア〕
先端がループ状になった電気メスで、高周波を使って組織を切除する。

※4〔鉗子〕
手術用の器具で、患部を引っ張ったり、圧迫したりする。一般的な外科手術では、はさみ型の鉗子がよく使われる。

ます。がんの病変に潰瘍があると、がんの深さを判定するのが難しく、また、内視鏡的粘膜切除術で根こそぎ病巣をとることが困難な場合があるため、原則として内視鏡的粘膜切除術は行われません。

内視鏡的粘膜切除術では、外科的な開腹手術とは異なり、全身麻酔をかけないで、通常1時間以内で終了します。切除した跡に大きな潰瘍ができることになりますが、それは内服薬で治癒します。治療後の痛みも少なく、治療後、数日で食事が可能になり、1週間以内の入院ですみます。噴門や幽門に接する病変を切除した場合は、治療後に傷が引きつれて狭くなった部位（狭窄）を生じることがありますが、ほかに後遺症は残りません。

合併症として出血、穴があく（胃穿孔）などがありますが、これらが生じた場合にも、内視鏡による止血や穿孔部分の閉鎖を行えるようになり、外科的な開腹手術が必要になることはほとんどなくなりました。

◎内視鏡的粘膜下層剥離術（ＥＳＤ）　内視鏡による治療法で、粘膜の下を剥ぎ取るのに新しく開発された、内視鏡下で使える細いナイフ（ＩＴナイフ※5など、いわば特殊な電気メス）を用いる治療法です。

これまで一般的であった内視鏡的粘膜切除術は、短時間で行えて危険性も少ないのが利点ですが、切除できる大きさに限界があり、かたい病変（潰瘍をともなうものや再発病変）や部位によっては切除が難しく、取り残しを起こしやすいのが欠点でした。こうした病変でも、確実に取り残しなく切除できるように開発されたのが内視鏡的粘膜下層剥離術です。内視鏡的粘膜下層剥離術は、内視鏡的粘膜切除術に

※5〔ITナイフ〕
内視鏡治療で粘膜などの組織を高周波で切開、剥離する器具。高周波によって粘膜などを切る際に、深く当てて切りすぎたり、粘膜に穴をあけたりしないように安全面の工夫がされている。

比べると手術時間はかかりますが、同じく1週間以内の入院ですみます。

内視鏡的粘膜切除術の治療対象と同じ、粘膜内にとどまっている分化型がんで、潰瘍を併発していない2cm以下の大きさの病変のほか、粘膜内の分化型がんで潰瘍をともなわない2cmよりも大きな病変や潰瘍をともなう3cm以下の病変も、内視鏡的粘膜下層剥離術では切除が可能です。

また内視鏡的粘膜下層剥離術では、粘膜内にとどまっている未分化型がん[※6]で、潰瘍をともなわない2cm以下の病変であれば切除することができます。

現在では、内視鏡治療において、この内視鏡的粘膜下層剥離術のほうが主流となっています。

病期Ⅰ、ⅡA、手術治療が適応になるケース

同じ早期がんで、リンパ節転移がある可能性があり、内視鏡治療ができる条件（44ページ）を満たしていない場合には、範囲を縮小した胃切除の手術が行われます（48ページ）。

リンパ節転移がある場合で、胃に関連したリンパ節に転移があるなら、定型手術（50ページ）が行われます。

また、内視鏡では切除できないほど範囲が広い場合にも、開腹して摘出手術が行われることがあります。

※6〔未分化型がん〕
がん細胞の形や並び方にまとまりがなく、ばらばらのまま増殖していくタイプ（28ページ）。

4 胃がんの手術治療法

胃がんの手術は、縮小手術、定型手術、拡大手術に大別できます。医療技術の進歩によって着実に縮小手術が増えています。

病期Ⅰでの術後の生活の質を上げる縮小手術とは？

縮小手術とは、これまで胃がんの手術の標準であった定型手術（50ページ）に比べて、胃の切除範囲を縮小するとともに、リンパ節を取り除く範囲も縮小した手術です。これは、胃がもっている機能をできる限り温存して、胃に与える手術の負担や手術後の障害を軽減し、手術後の生活の質（QOL）[※1]を上げる目的で行われます。

リンパ節転移の可能性はあっても低いこと、がんが粘膜内か粘膜下層にとどまっていることが条件で、内視鏡治療適応外のがんに対して行われます。

胃の切除範囲の縮小については、いくつかの選択肢がありますが、そのひとつに幽門（ゆうもん）保存胃切除術（PPG）という方法があります。これは、胃の出口に相当する幽門を残すことによって、手術後に起こるダンピング症候群[※2]や腸液が胃へ逆流することを防ぐ目的があります。幽門というのは、胃から腸への食物の流れをコントロールしているところですが、定型手術では胃の下側3分の2を幽門ごと切除して、残った胃と腸をつなげることが多いのです。そうなると、食物がいっきに腸に流れることになって、いろいろな不快な症状が現れてくることがあります。これが、ダンピング症候群です。そこで、幽門保存胃切除術では、幽門を十二指腸（じゅうにしちょう）側につけた

※1〔QOL〕
Quality of Life（クオリティ・オブ・ライフ、生活の質）の略。手術の目的はがんをとりきることだが、手術後のQOLを考えれば手術の範囲をできる限り小さくしたい。手術前の検査を慎重に行って、もっとも妥当だと思われる範囲を決定することになるので、検査の診断技術に正確さが求められる。

※2〔ダンピング症候群〕
食後30分以内に、冷や汗、動悸（どうき）、めまい、全身倦怠感（ぜんしんけんたいかん）、腹痛、下痢、嘔吐（おうと）などが現れることがある。または、食後2〜3時間後に冷や汗、めまい、脱力感などが現れることもある（100ページ）。

まま胃を切除し、残った胃につなげます。

胃以外の組織の切除範囲縮小としては、胃に付着している大網※3という脂肪組織の多い膜を残します。これにより、腸の癒着の程度を減少させ、腸閉塞が起こる危険性を少なくします。また、胃の周囲の神経を温存することによって、手術後に下痢を起こしにくくし、胆のう※4に胆石ができるのも防ぎます。

さらに、がんの転移が最初に起こるリンパ節を見つけ出すセンチネルリンパ節生検が行われ、そこに転移がなければリンパ節の切除を省略する手術の可能性を探る研究が行われつつあります。

●幽門保存胃切除術（PPG）

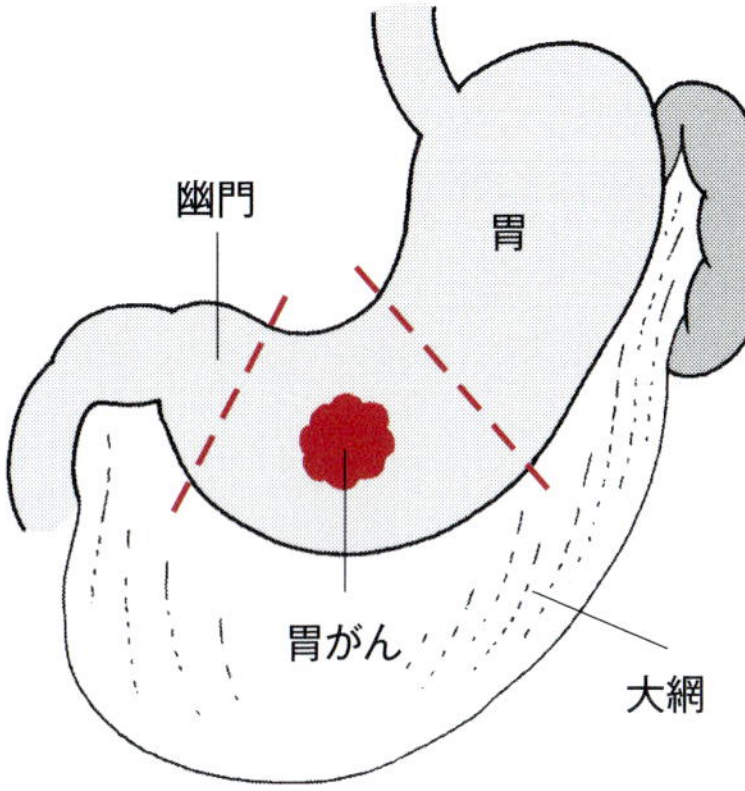

幽門
胃
胃がん
大網

胃の出口（幽門）を保存して胃を切除する。

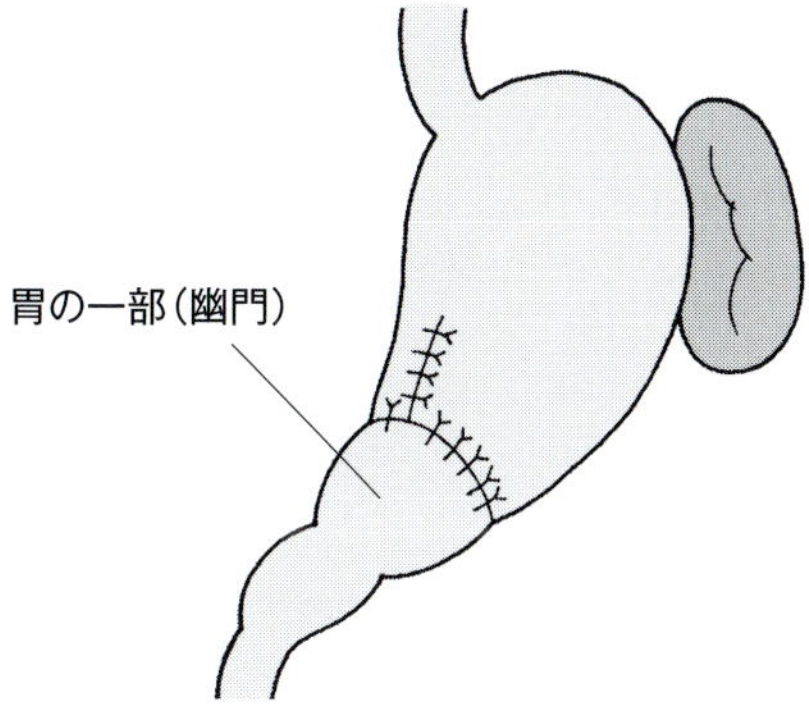

胃の一部（幽門）

※3〔腸閉塞〕
腸の内容物の流れが悪くなり、止まってしまう病気。突然の強い腹痛で始まる。嘔吐して脱水症状を起こしたり、腸の内容物に細菌が増殖して中毒症状が現れたりする。開腹手術後の腸の癒着が原因になったりする。

※4〔胆のう〕
消化を助ける胆汁を蓄えている臓器。胃を摘出する際に、胆のうへ走っている神経も一緒に切ってしまうと、胆のうの収縮運動が低下し、胆汁がよどんでしまう。胆汁の排出も鈍くなり、時間の経過とともに胆石ができる原因になることがある。

病期II、IIIでの標準的な手術が定型手術

全身へがん細胞が転移していく際の関門となる部分がリンパ節です（54ページ）。胃に関連したリンパ節に転移した可能性がある場合では、標準的な手術治療（定型手術）が行われます。定型手術は、多くの胃がんで行われています。胃の3分の2から5分の4程度の切除と、切除範囲の領域リンパ節すべてをその周りの脂肪組織とともに切除します。これをD2郭清（55ページ）といいます。

胃の切除については、多くの場合、胃の出口のほうの幽門側を切除する幽門側切除が行われます。しかし、がんが胃の入り口近くにできている場合は、胃全摘が行われることが一般的ですが、医療施設によっては、入り口寄りの噴門（ふんもん）側を切除する噴門側切除が行われることもあります。

がんが広がっている場合、あるいは上部にも下部にも複数ある場合には、胃を全部切除する全摘手術となります。ほかに、部分的に切り取る局所切除が行われる場合もあります。

切除手術と消化管再建

胃を切り取る手術では、胃の機能を失っても、食物が腸へ通るようにする必要があります（再建）。幽門側胃切除後は、残った胃袋と十二指腸を直接つなぎ合わせるビルロートI法で再建します。あるいは十二指腸の断端は閉じて、残った胃袋と空腸（くうちょう）（十二指腸の先の小腸）をつなぎ合わせるルーワイ法で再建します。胃を全部

とる全摘手術の場合は、ルーワイ法で再建するのが一般的です。

胃全摘後は、食道と十二指腸の間に小腸を代用胃として置き換える空腸間置法を行ったり、あるいは、食物の貯蔵をよくするための方法として小腸をつなげて袋（パウチ）[※5]をつくったりしますが、手術が複雑になると、その分、合併症の頻度が少しですが増す可能性があります。従来のルーワイ法と比較してどれくらい有効か検討されています。今のところ、単純で危険性も低いルーワイ法がもっとも多く用いられています。

●幽門側胃切除術（D2郭清）

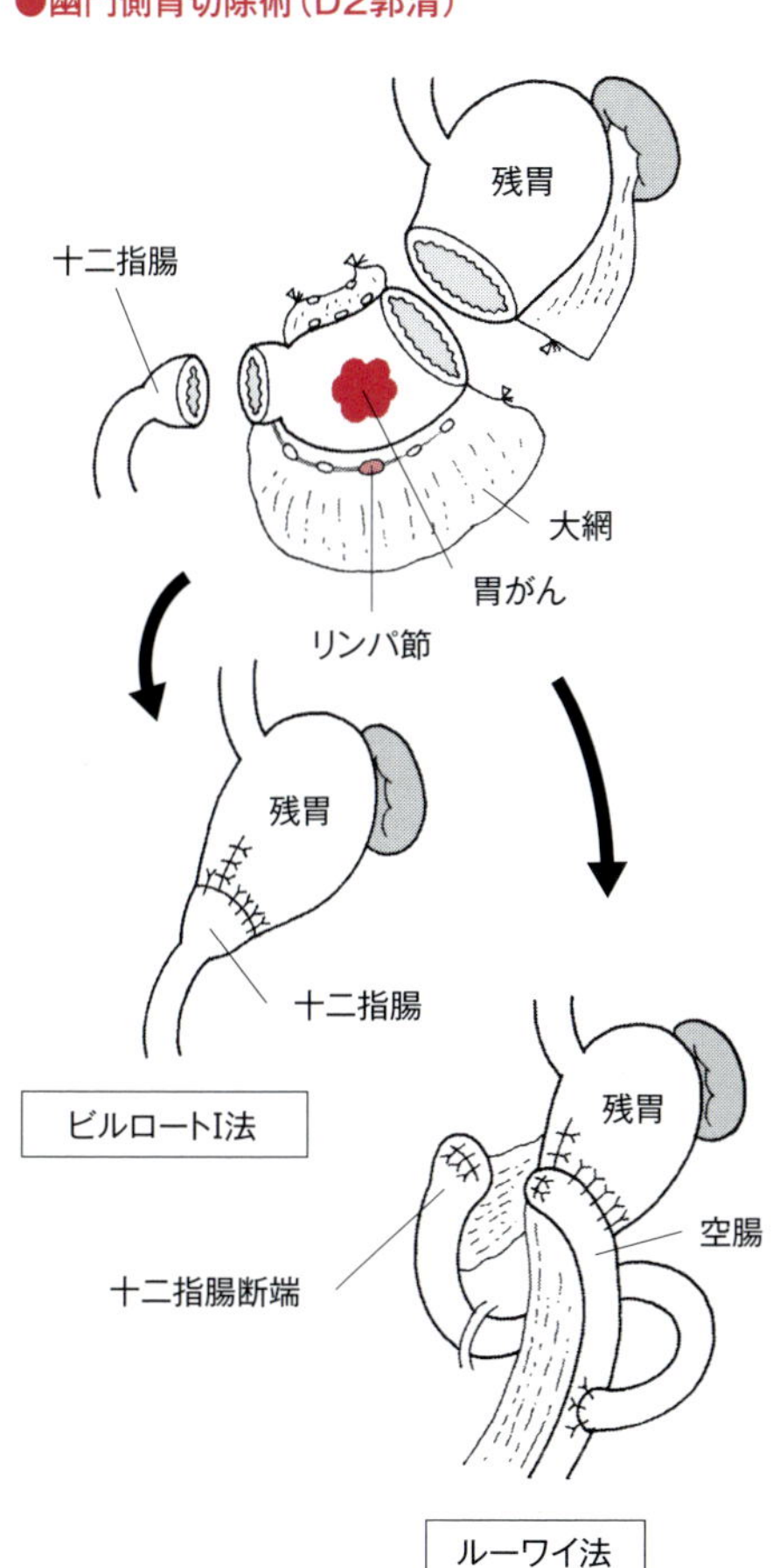

※5（パウチ）
胃の手術時に、直径30㎜弱の消化管である空腸を40㎝ほど切除する。これを折り込んで二重にして縫合し、袋状につくって胃の代わりとして用いるようにしたもの。従来は、重ねないで管のまま胃の代用にするのが一般的だったが、二重にすると食物がとどまる量が倍近くになる。食事摂取量が増えるため、体重回復も良好という研究報告もある。

病期Ⅳではがんの広がり具合によって拡大手術を

胃がんが周辺の臓器に直接広がっている場合（浸潤）や、リンパ節転移の範囲が遠くまで及んでいる場合で、定型手術ではとりきれないけれど、定型手術の範囲を広げれば、がんをとりきれる可能性があると考えられる場合に行われる手術です。

浸潤とは、がん細胞が血管やリンパ管を通ってさまざまな場所に転移するのではなく、がんのかたまりがその場で増殖しながら、徐々に隣接する臓器に直接広がっていくことです。浸潤の程度によって、胃とその臓器の全部、あるいは一部が切除されます。胃の周囲の臓器とは、胃のすぐ後ろ側にある膵臓、左横上方にある脾臓[※6]、上にある肝臓、前下方にある大腸の一部の横行結腸などです。

具体的には、胃と肝臓の一部が切除されたり、胃と結腸の一部が切除されたりします。また、なかには胃と結腸を全部切除し、さらにほかの臓器を一部切除するといった大きな手術例もあります。腹部大動脈周囲のリンパ節郭清、食道浸潤胃がんに対する縦隔[※7]のリンパ節郭清などの例もあります。

がんが血管に入り、血液の流れに乗ってほかの臓器に転移している（血行性転移）と思われる箇所が複数あって、切除しきれない場合には、たとえがんをとってもその後の経過がよくないことが多いので、通常は切除をせず、ほかの方法が選択されます。

最近は、抗がん剤とうまく組み合わせて効果を期待するといった治療法も試みられています。また、拡大手術とはいえ、これまでの蓄積されたデータにもとづいた

※6〔脾臓〕
胃の裏側の左上にある、ソラマメ型の臓器。古くなった赤血球や白血球を処分し、リンパ球や抗体をつくるはたらきをもつ。

※7〔縦隔〕
胸部を左右に分ける部分を縦隔といい、具体的な臓器ではなく、大動脈、大静脈、食道、胸腺、脊椎などを含めた場所。

効率のよい手術が可能になってきているので、切除部分は縮小されつつあります。
しかしながら、体力がなければ実施が難しいこともある負担の大きい手術です。手術に時間がかかり、術後の合併症も多く、術後の回復にも時間が必要です。

胃と脾臓を摘出、それでも元気なDさん

調理師のDさんは、漠然としたものですが、食後のもたれや重苦しい感じが気になっていたので、念のために検査を受けてみたところ、胃上部の大彎に広がる進行がんでした。

医師からは、リンパ節転移が脾臓周辺にも広がっていたので、手術で胃と脾臓を全部摘出する必要があると告げられました。脾臓には転移していないのに、なぜとらなければいけないのか不思議でしたが、再発を防ぐためには摘出したほうがよいとのことでした。

もっと早く検査を受けていれば、そんな大手術を受けるような事態にはならなかったのかなと、後悔しました。また、心のどこかで現実を認めたくないという気持ちがあり、手術の決断を延ばし延ばしにしていましたが、家族とも相談して、手術に臨むことにしました。

手術当日までは、とにかく検査が多く、落ち着きませんでした。手術で死亡したり、合併症で苦しんだりするかもしれない？　がんが全身に転移していて、手術できないかもしれない？　そんな最悪のことばかりが頭をよぎる毎日でしたが、妻に励まされながら過ごしました。

手術は無事に終わり、退院するときには、生活上の注意事項を聞き「これからが大変だなあ」と呆然としたのを覚えているとのことです。

しかし、数か月後にはお店に出られるほどになりました。食生活には注意が必要でしたが、自分でメニューや調理を工夫し、時間をかけて食べるように努めました。

また、からだのだるさを強く感じたり、ふらついたりすることもありますが、そんなときは、むりをしないで安静に過ごすようにしていました。

あれから5年。胃切除後、不足するビタミンB_{12}の注射を定期的に続けていますが、胃がんの再発もなく、元気に過ごしています。

（男性、60歳代）

5

リンパ節転移とリンパ節の郭清

胃がんの病期を決める重要な要素が、リンパ節への転移です。転移したリンパ節は取り去り、転移のないリンパ節は残します。

がんがリンパ節に転移すると

胃がんは、胃の壁伝いに進む場合ばかりではなく、胃のリンパ管[※1]や血管に入り込んで、それらの流れに乗って、胃から離れた場所に散らばっていく場合もあります。

胃がんには、次のように3大転移といわれるものがあります。

①**リンパ行性転移**　がんがリンパ管に入り、リンパ節に転移する。

②**血行性転移**　がんが血管に入り、肝臓や肺などに転移する。

③**腹膜播種性転移**　がんが胃の漿膜を破って、腹部に種をまいたように広がる。

転移したところによっては、完治が難しくなりますが、リンパ節への転移は、手術でリンパ節を取り除くことで治すことが可能になってきます。

リンパ管に入り込んだがん細胞は、リンパ管を流れて、まず胃の周りのリンパ節に流れ込みます。そこに引っ掛かり、がん細胞が増えるとリンパ節転移となります。さらに進むと、より遠いリンパ節に次々と転移することになります。ですから、ある程度、胃がんが進行すると、近くのリンパ節にはがんが潜んでいることが多いのです。そこで、手術の際に、近くのリンパ節を予防的にとります。これを郭清[※2]といいます。

※1〔リンパ管〕　リンパ液が流れる管をリンパ管という。リンパ液には、リンパ球が豊富に含まれていて、免疫作用によって外敵からからだを守るのに重要なはたらきをする。リンパ管は全身を巡っていて、その途中にリンパ節と呼ばれる、いわば関所のような場所があり、ウイルスなどの外敵の侵入を防いでいる。

※2〔郭清〕　臓器を取り囲むリンパ節をとる操作でリンパ管が切れ、手術後、腹部に一時的にリンパ液がたまることがまれにあるが、これは自然に吸収されていく。

『胃癌取扱い規約』では、胃に関連したリンパ節（領域リンパ節）を規定しています。胃がんができた場所や胃がんの進み具合に応じて、リンパ節郭清の範囲が決まります。病期Iではリンパ節郭清が一部省略されますが、定型手術では切除範囲にあたる領域リンパ節がすべて切除されます。

以前は、領域リンパ節を全部とる傾向がありましたが、さまざまな研究成果によって、リンパ節でもよく転移する場所※3と、そうではない場所があること、また、転移しないリンパ節が全身への転移を防いでいることがわかってきました。そこで、早期がんでは転移のないリンパ節は残すようになりました。進行がんではリンパ節の多くに転移しているか、将来、転移が予想されるので徹底してリンパ節が除去されます。胃に関連したリンパ節のみを切除するので、生活への影響はありません。

●胃の領域リンパ節

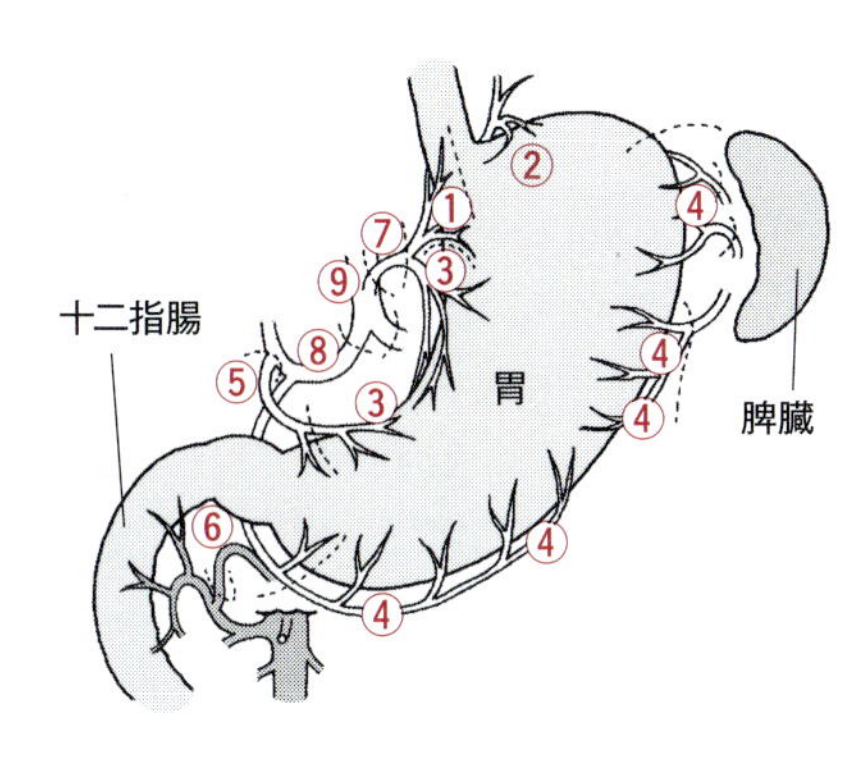

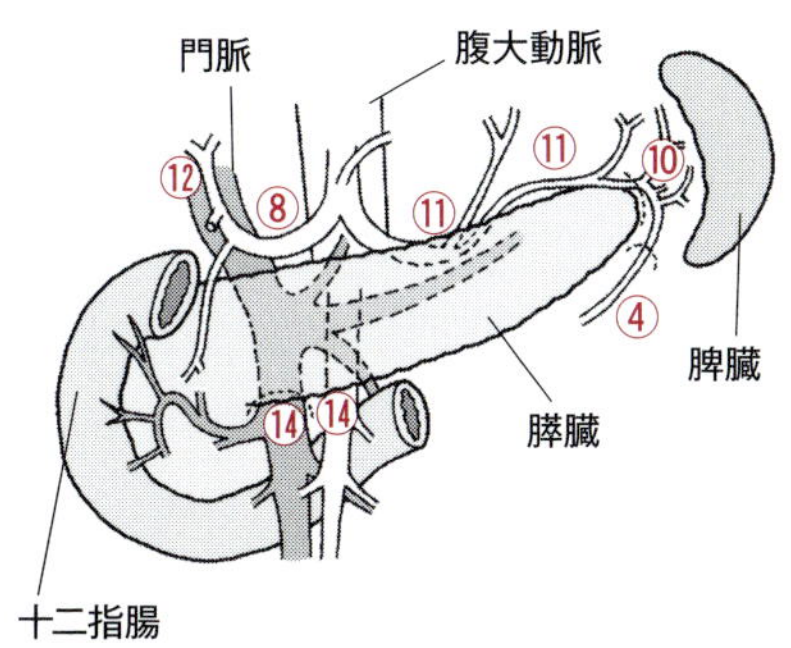

胃の裏側にある膵臓の周囲にも領域リンパ節が分布する。TNM分類では⑬を領域リンパ節に含まないため、数えていない。
[出典] 日本胃癌学会 編,『胃癌取扱い規約 第15版』金原出版, 2017年より一部改変

D1郭清　切除範囲にあたる胃の周囲にある領域リンパ節を切除する。

D1プラス郭清　切除範囲にあたる胃の周囲にあるリンパ節とともに、胃を栄養する血管周囲の領域リンパ節の一部を切除する。

D2郭清　切除範囲にあたる領域リンパ節をすべて切除する。

※3〈よく転移するリンパ節〉
がんがもっとも最初に転移すると考えられるリンパ節を、センチネルリンパ節という。センチネルには、見張りという意味がある。

6 腹腔鏡手術と開腹手術

小さな傷で通常の開腹手術と同じようにがんを切除するのが腹腔鏡手術です。希望する場合は担当医と相談し、実施件数の多い病院を選びましょう。

おなかを大きく切らずに胃を切除

おなかの傷を小さくして、手術後の生活の質（ＱＯＬ）を向上させることを目的とした治療法が腹腔鏡手術です。内視鏡治療の適応とならないⅠ期の胃がんに対して行われます。

腹部に気体（二酸化炭素）を満たし、小さな穴（直径5〜10㎜）を数か所あけて筒状の器具を挿入します。その器具に腹腔鏡を入れてモニターにつなげ、別の器具に電気メスや鉗子、照明具などを入れ、手術は腹腔内で行われます。腹腔鏡を使って腹部をモニターでのぞきながら、電気メスや鉗子を操作して胃を切除します。体内で器具を使って切ったり、止血したり、糸を縛ることもできます。小さな傷ですむ手術とはいえ、通常は、切除した胃を取り出す4㎝程度の傷は必要になります。

開腹手術に比べて回復が早い

腹腔鏡は内視鏡の一種です。おなかの中をからだの外から見る[※1]という点では、内視鏡といえますが、通常の内視鏡が口から入れるのに対して、腹腔鏡はおなかに小さな穴をあけてそこから内視鏡を入れます。

※1〈腹腔鏡の目線〉
通常の内視鏡は胃の内側から粘膜を見るのに対して、腹腔鏡は腹腔内で胃を外側から見ながら手術が行える。ちょうど開腹手術と同じ目線になる。

この方法では、開腹手術に比べて痛みやからだへの負担が少ないといえます。おなかに小さな傷が数か所残るだけで出血量も少なく、手術後早く歩けるようになる、腸の動きの回復を示す排ガス※2が早いなどの利点があります。

リンパ節郭清（かくせい）手技が標準化されたこと、熟練した外科医による臨床試験で安全性が検証されたことにより、早期胃がんに対する幽門側胃切除は日常診療の選択枝のひとつとなっています。しかし胃全摘においては、通常の手術と比べて合併症の発生率がやや高くなる可能性も指摘されており、慎重な取り組みが必要とされています。手術時間が長くかかり、遠隔操作で手術を進めるなど技術的にも難しい点が多いために、外科医には一定の訓練が必要といわれています。腹腔鏡手術を希望する場合には、担当医とよく相談し、実施件数の多い医療施設を選ぶのがよいでしょう。

●腹腔鏡手術

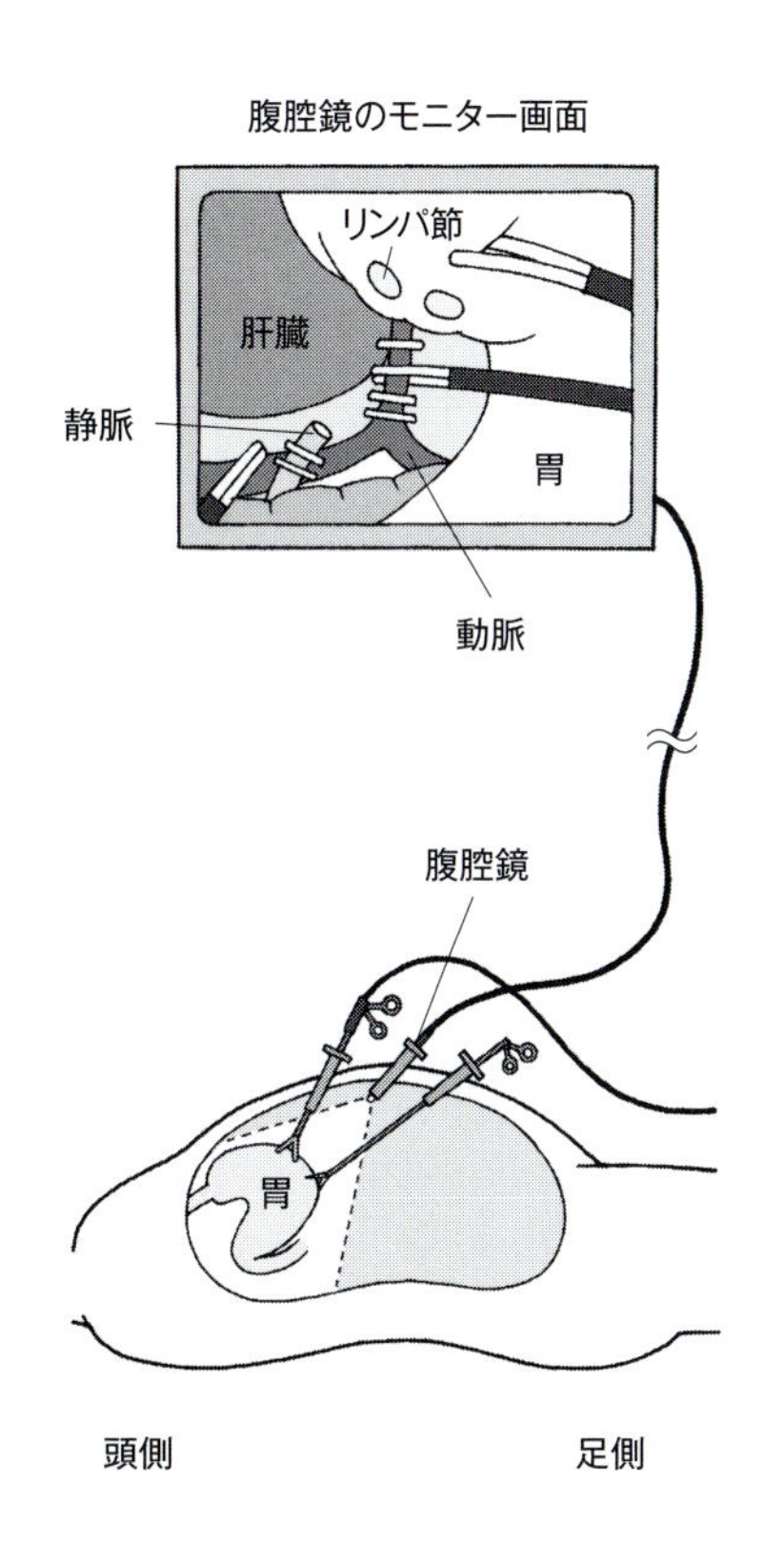

※2〔排ガス〕
腸内のガスは、食物と一緒に飲み込んだ空気や血液から出た気体成分、腸内細菌の発酵にともなう気体などからなる。腸のはたらきによって便とともに肛門（こうもん）へと送られる。

7

治癒切除ができない場合

手術でがんが切除できない場合は、抗がん剤主体の治療になります。完治が目的ではなくても、症状を抑える治療法はたくさんあります。

治癒のための手術ができない場合

胃がん治療では、手術がもっとも有効です。手術によって完治が望める場合には手術が行われます。こうした、がんをとりきれる可能性がある手術を治癒切除といいます。

これに対して、がんを切除してもとりきれない、あるいは切除しても再発や転移することが確実で、手術をしても治療効果が期待できない場合、手術をすることでかえって体力を奪い、体調を悪くすると考えられる場合などには、手術はせずに抗がん剤による化学治療（60ページ）などが選択されます。

とくに高齢で胃がんを発症した人では、胃がんの病期だけでなく、年齢、体調などに応じた治療法を考えていく必要があります。

緩和手術と減量手術

がんの状態によっては、症状としての苦痛を取り除き、少しでも元気でいる時間を長くするための治療を優先して考える場合があります。そのために必要な手術を非治癒切除といいます。非治癒切除には、緩和手術（姑息（こそく）手術）と減量手術があり

〔治癒切除できない場合〕
胃がんで治癒切除できない場合とは、遠くの臓器やリンパ節に転移しているⅣ期の多くのケース、そのほか、がんの進行のようすや患者さんの状態によって判断される場合もある。

ます。

緩和手術は、がんによる症状を軽減するために行われます。たとえば、体力的にも元気があるのに、胃の出口にがんがあって食事が摂れない場合は、胃と空腸とをつなぐバイパス手術が行われます。これによって、口から食事を摂れるようになります。しかし、あまりに衰弱している場合には、手術そのものも難しくなり、手術の効果も現れにくいので行うべきではありません。

また、胃がんによって胃が詰まって食事ができなくなった場合には、腸の中、あるいは胃の出口あたりにチューブを取り付けて、そこから直接栄養を補給する方法[※1]が選択されることもあります。

そのほかにも、胃の遠くにも転移があって切除しきれない状態で、胃から出血している場合では、がんの原発巣（がんが初めに発生した部位、この場合は胃のこと）を切除することで止血することがあります。こうすることで、貧血の症状を改善することができます。

減量手術は、少しでも延命を図るのが目的で、がんを減量するという意味合いがあります。胃を切除することによってがんの量をできる限り少なくして、後から行われる抗がん剤治療の効果に期待するものです。

しかし、延命が可能であれば、こうした治療にも意味がでてきますが、ときには手術のためにかえって状態が悪くなるケースもあります。

減量手術について、効果を検討する臨床試験が行われましたが、手術の意義は否定されました。

※1〔栄養の補給〕
内視鏡を使った手術で胃や腸と体外をつなぐ穴（胃ろう・腸ろう、PEG）をあけ、栄養剤を直接胃や腸に送る胃ろう・腸ろう栄養法（122ページ）のほかに、鎖骨の下などにある太い静脈にカテーテルを入れ、点滴で栄養剤を補給する中心静脈栄養法などもある。

8

化学療法の目的と効果

化学療法は全身のがんにはたらきかけるため、再発予防や再発・転移胃がんの治療において力を発揮します。

化学療法（抗がん剤治療）の目的

抗がん剤を使って、がんの増殖を抑えたり、成長を遅らせたりする治療を化学療法（薬物療法）といいます。手術が、がんのある胃に対する局所療法[※1]であるのに対して、化学療法は全身療法[※1]であるため、切除不能の再発・転移がんにも効果があります。

胃がんで化学療法が行われるのは、おもに次のふたつの場合です。ひとつは、病期Ⅱ、Ⅲの手術前後に行われるもので、周術期補助化学療法と呼ばれます。もうひとつは、手術をするのが難しい進行がん（病期Ⅳ）・再発がんに対する化学療法で、症状の予防・軽減や延命が治療の目的となります。

手術前後に行う周術期補助化学療法

◎再発予防のための術後補助化学療法（病期Ⅱ、Ⅲ）

病期Ⅱ（T1とリンパ節転移のないT3を除く）、Ⅲの胃がんでは、手術後に再発を予防する目的で抗がん剤を使用する術後補助化学療法が行われることがあります。

がんを完全に切除できたと思われても、実際には目に見えない微小ながん[※2]が残っ

※1（局所療法と全身療法）
がんの治療は「局所療法」と「全身療法」に分けることができる。がん細胞を水田の雑草にたとえると、雑草を刈り取るのが局所療法で、除草剤をまくのが全身療法にあたる。雑草が生えているのが田の一部であれば、その部分を正常な作物ごと刈り取ること（手術）で除草できるが、田のあちこちに雑草が生えている場合、雑草をすべて刈り取ることはできないので、田全体に薬をまく方法（抗がん剤治療）が有効になる。

※2（微小ながん）
大きさが肉眼で見えない程度の微小ながんを術前の画像検査や手

ていて、後で育ってくることがあります（がんの再発）。そこで、手術後に抗がん剤を使用することにより、微小ながん細胞にダメージを与え、再発を予防するのが術後補助化学療法です。

術後補助化学療法では、テガフール・ギメラシル・オテラシルカリウム（S-1）という内服薬がよく使用されています。通常1日2回の内服を28日間（4週間）続けた後、14日間（2週間）休薬します。この6週を1クールとし、8クール（1年間）継続するのが基本です。S-1による術後補助化学療法を行うことで、治癒率（5年生存率）が約10％向上することが知られています。

そのほか、内服薬のカペシタビンと点滴薬のオキサリプラチン、またはS-1とオキサリプラチンを組み合わせる多剤併用療法[※3]が行われることがあります。

がんが再発すると完治は難しくなるので、再発予防のための化学療法をすすめられたときは、前向きに検討しましょう。

◎術前補助化学療法は試験段階の治療法

手術の前に抗がん剤を使用する術前補助化学療法[※4]が行われることがあります。これは、抗がん剤によってがんを小さくしてから手術することで、病巣の切除をより確実に行うためです。また、がんの範囲が広く、手術できないような場合、抗がん剤によってがんが小さくなれば、手術できる可能性がでてくることもあります。ただし、術前補助化学療法はまだ臨床試験段階の治療法です。抗がん剤の効果がなかった場合、手術が遅れるだけでなく、副作用のために手術の条件が悪くなってしまうこともあります。術前補助化学療法は慎重に検討して選択する必要があります。

術中に見つけるのは極めて難しい。手術をしても微小ながんが残っていると、それが再発の種となり、やがて芽を出してしまう。このため、手術で大きな胃がんを取り除いた後、全身療法である抗がん剤治療で目に見えない微小ながんをたたいて再発を予防するのが術後補助化学療法である。

※3〔多剤併用療法〕
抗がん剤には、正常な細胞も傷つけてしまう作用があるが、作用の異なる抗がん剤を複数同時に使って、副作用などのマイナスの作用を分散させ、一方、がんに対する効果は増強させることができる。

※4〔術前補助化学療法〕
総冠動脈、腹腔動脈、脾（ひ）動脈などに沿ったリンパ節の腫大が長径3㎝以上、または隣接する2個以上のリンパ節に1・5㎝以上の腫大がみられる場合や、肝転移・腹膜転移・大動脈周囲リンパ節転移などがない遠隔転移の場合に、術前化学療法＋拡大手術が検討される。

手術が難しい進行・再発胃がんの化学療法（病期Ⅳ）

手術でがんがとりきれない病期Ⅳの胃がんの場合、あるいは術後に再発や転移が見つかった場合、全身療法である化学療法が治療の中心となります。化学療法だけで胃がんを治すのは難しく、治療の目的は、がんの進行を抑えて症状を軽減し、生存期間の延長を図ることになります。

さまざまな薬剤の効果が期待でき、2～3種類の抗がん剤を組み合わせる多剤併用療法がよく行われますが、患者さんの状態によっては単剤で使うこともあります。また、新しいタイプの薬剤である分子標的治療薬[※5]も選択肢のひとつとなります。

薬剤はがんのタイプなどに合わせて選び、まず1番目の薬を使い（一次化学療法）、効かなくなったら2番目の薬（二次化学療法）、それも効かなくなったら3番目の薬（三次化学療法）というように、効果の期待できる薬剤を順に使っていくのが基本です。薬を使う順序は、次ページの図に示したものが標準的ですが、これまでの治療経過やパフォーマンス・ステータス[※6]（PS）、患者さんの希望などにより変更されることもあります。

進行・再発胃がんの化学療法は長期にわたることもあるため、生活の質（QOL）を維持することがとても大切になります。

◎**一次化学療法**　どの薬から始めるかを決めるため、まずHER2検査[※7]を行います。HER2とは、がん細胞の増殖を促すはたらきがあるたんぱく質で、がん細胞の表面にあります。検査や手術の際に採取したがん細胞を使ってHER2たんぱくの発

※5（分子標的治療薬）
分子標的治療薬は新しいタイプの抗がん剤で、がんの発生や増殖・転移にかかわる特定の遺伝子によってつくられるたんぱく質に作用することによって効果を発揮する。正常な細胞に及ぼす影響が比較的少なく、副作用は軽いといわれていたが、実際には個々の薬剤で特有の副作用が起こるため、注意が必要である。また、高価な薬であるため、高額療養費制度（72ページ）を利用するなど、医療費の計画を立ててから治療を始めることも大切。胃がんの治療においては、再発・転移の治療薬としてトラスツズマブとラムシルマブの2剤が使われている。

●再発・進行胃がんの化学療法

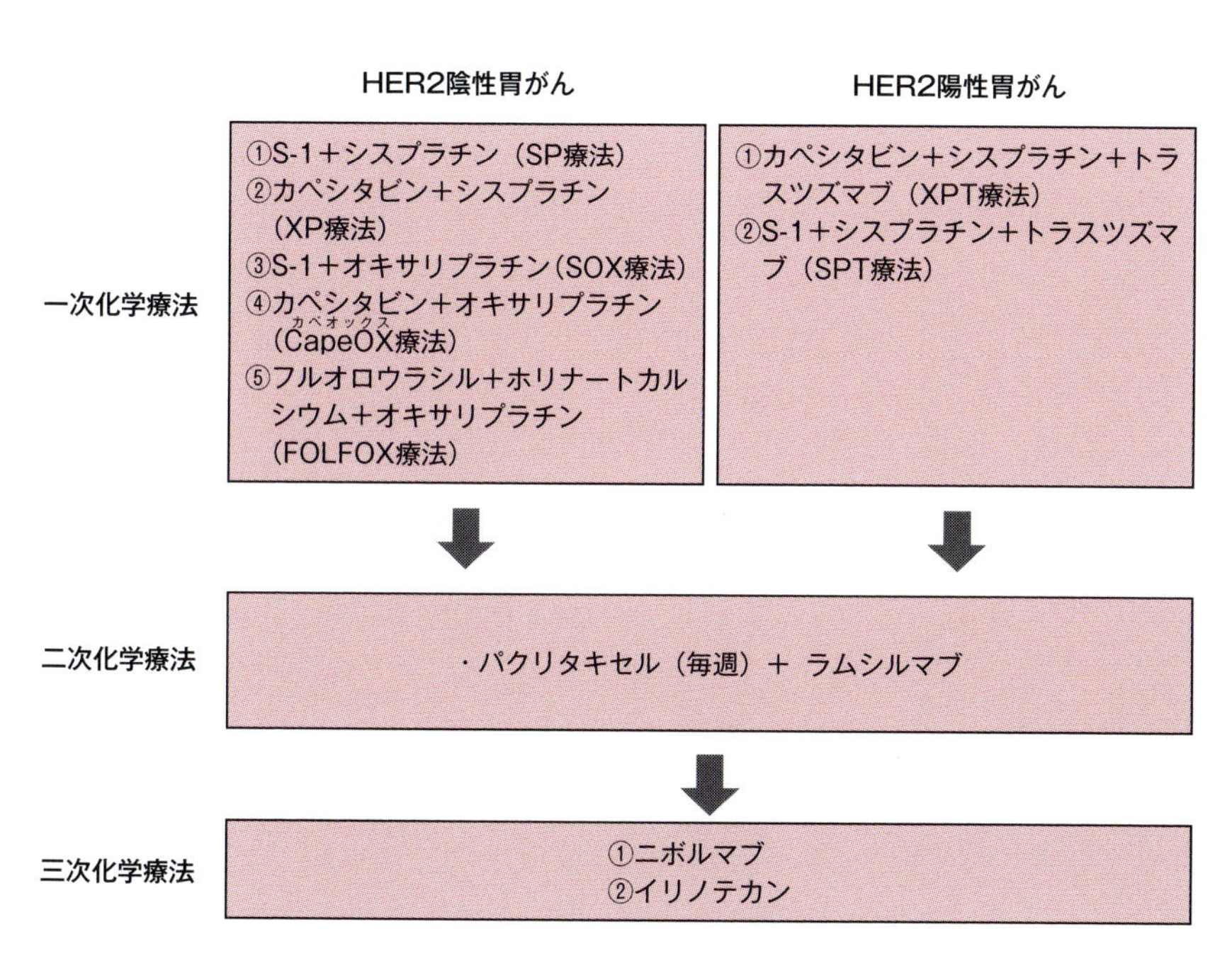

［出典］日本胃癌学会 編,『胃癌治療ガイドライン 第5版』金原出版, 2018年より一部改変

※6〈パフォーマンス・ステータス（PS）〉
全身状態の指標。
0：まったく問題なく活動できる。発病前と同じ日常生活が制限なく行える。
1：肉体的に激しい活動は制限されるが、歩行可能で、軽作業や座っての作業は行うことができる。例：事務作業
2：歩行可能で自分の身の回りのことはすべて可能だが作業はできない。日中の50％以上はベッド外で過ごす。
3：限られた自分の身の回りのことしかできない。日中の50％以上をベッドかいすで過ごす。
4：まったく動けない。自分の身の回りのことはまったくできない。完全にベッドかいすで過ごす。
JCOG（日本臨床腫瘍研究グループ）ホームページ http://www.jcog.jp/より

※7〈HER2（ハーツー）〉
ヒト上皮成長因子受容体2型の略。

現を調べ、原則としてＨＥＲ２陽性の場合にのみトラスツズマブ[※8]を使用します。

ＨＥＲ２陽性の場合、分子標的治療薬トラスツズマブの効果が期待できるため、トラスツズマブと抗がん剤の併用療法が第一選択肢となります。もっともよく行われているのは、カペシタビンとシスプラチンとトラスツズマブの３剤併用療法です。

ＨＥＲ２陰性の場合、トラスツズマブは効かないため、従来型の抗がん剤の併用療法を行います。フッ化ピリミジン系薬剤（Ｓ-１、カペシタビン、フルオロウラシル）とプラチナ製剤（シスプラチン、オキサリプラチン）の２剤併用療法が基本です。現在、日本でもっとも広く使用されているのはＳ-１とシスプラチンの併用療法ですが、シスプラチンを用いると数日間の入院を要するため、通院での治療を希望するときなどは、シスプラチンに代わりオキサリプラチンが選択肢のひとつとなります。Ｓ-１とオキサリプラチン、あるいはカペシタビンとオキサリプラチンの併用療法は通院治療が可能です。

◎二次化学療法　一次化学療法が効かなくなった場合や、副作用などの理由で一次化学療法を中止した場合、全身状態（ＰＳ）が良好であれば二次化学療法が行われます。パクリタキセルと分子標的治療薬ラムシルマブ[※9]の２剤併用療法が第一選択肢となります。全身状態、副作用、入院・通院の希望などの条件によって、ドセタキセル、パクリタキセル、イリノテカン[※10]、ラムシルマブのいずれかを単剤で、またはパクリタキセルとラムシルマブ併用で使用することもあります。

◎三次化学療法　二次化学療法が効かなかった場合や、副作用などの理由で二次化学療法を中止した場合でも、全身状態が良好であれば、三次化学療法が行われます。

※８〔トラスツズマブ〕
がん細胞の表面にあるＨＥＲ２たんぱくをターゲットにする分子標的治療薬。製品名ハーセプチン。ＨＥＲ２たんぱくはがん細胞の増殖を促すはたらきがあるので、そのはたらきをブロックすることでがん細胞の増殖を抑える。検査や手術の際に採取したがん細胞を使ってＨＥＲ２たんぱくの発現を調べる検査を行い、原則としてＨＥＲ２陽性の場合にのみトラスツズマブを使用する。

※９〔ラムシルマブ〕
がんが増殖に必要な栄養や酸素を運ぶために新しい血管をつくる（血管新生）ことを阻害する分子標的治療薬。製品名サイラムザ。胃がんの治療ではラムシルマブ単独か、パクリタキセルとの併用で用いられる。

●胃がんの治療に使われるおもな薬

作用による分類	一般名	おもな製品名	投与法
代謝拮抗薬（フッ化ピリミジン系）	フルオロウラシル＊	5-FU	経口・点滴
	カペシタビン	ゼローダ	経口
	テガフール・ギメラシル・オテラシルカリウム（S-１）	ティーエスワン（TS-1）	経口
微小管阻害薬（タキサン系）	パクリタキセル＊	タキソール	点滴
	ドセタキセル水和物＊	タキソテール ワンタキソテール	点滴
プラチナ製剤	シスプラチン＊	ランダ ブリプラチン	点滴
	オキサリプラチン	エルプラット	点滴
トポイソメラーゼⅠ阻害薬	イリノテカン＊	トポテシン カンプト	点滴
分子標的治療薬	トラスツズマブ＊	ハーセプチン	点滴
	ラムシルマブ＊	サイラムザ	点滴
免疫チェックポイント阻害薬	ニボルマブ	オプジーボ	点滴

＊おもに再発・転移の治療に使用される。

●術後補助化学療法のおもな薬

治療法	薬剤	投与法	投与日	1クール	標準的な治療期間
S-１単独療法	S-１	経口	1日目から28日目まで	6週	8クール（1年間）
CapeOX 療法	カペシタビン	経口	1日目から14日目まで	3週	8クール（半年間）
	オキサリプラチン	点滴	1日目		

※10〔イリノテカン〕細胞の核にある酵素で、ＤＮＡの合成にかかわるトポイソメラーゼのはたらきを阻害する薬。イリノテカンは日本で開発された。おもな副作用は、下痢と骨髄抑制。

ニボルマブ[※11]またはイリノテカンを単剤で使用します。

抗がん剤の使用方法・スケジュール

抗がん剤治療には、内服薬（飲み薬）による方法と、点滴[※12]や注射などで抗がん剤を血管に注入する方法があります。薬剤を体内に注入する場合、静脈内に点滴するのが一般的ですが、動脈内、腹腔内、胸腔内、髄液中に入れることもあります。

どのようなスケジュールで抗がん剤治療を進めるかは、がんの種類、治療の目標、抗がん剤の種類などにより異なります。多くの場合、抗がん剤で治療する日と休む日を組み合わせた数週間の周期を1クール[※13]とし、何クールか継続して行われるのが一般的です。治療を休む日を入れるのは、副作用を軽減したり、体力や免疫力の低下を防いだりするためです。

S-1とシスプラチンを併用する場合には1クール5週で、S-1を1日から21日目まで（3週間）服用し、8日目にシスプラチンを点滴します。22日目から35日目までの14日間（2週間）は休薬します。

内服薬は数週間続けて服用した後、休薬するのが一般的です。たとえば、胃がんの治療でよく使われるS-1は内服薬で、単独で使用する場合には通常1日2回の内服を28日間（4週間）続けた後、14日間（2週間）休薬します。この6週を1クールとして繰り返すのが基本です。点滴・注射は1クール中に1〜2回程度です。スケジュールがわかりにくいことも多いので、通院日、休薬期間などをきちんと把握しておきましょう。内服薬は1日の服用量・回数、服用中の注意点などについて

※11〈ニボルマブ〉
免疫細胞にあるたんぱく質のPD-1に結合することで、がん細胞による免疫力の抑制を阻害し、免疫細胞にがん細胞を攻撃させる。免疫チェックポイント阻害薬のひとつ。おもな副作用は、間質性肺炎、重度の下痢など。

※12〈点滴〉
点滴はリラックスした体勢で受け、動いたときに点滴の針が抜けたり、点滴の管を踏んだりしないように気をつける。できれば、点滴前にトイレをすませておいたほうがよい。点滴中に針の刺さっている部分に、痛みや腫（は）れが現れたら、すぐに看護師を呼ぶこと。また帰宅後に、針を刺していた部位に痛みや腫れなどが生じた場合は、病院へ連絡する。

※13〈クール〉
治療する日と治療しない日を組み合わせた数週間程度の周期を「クール」という。「コース」「サイクル」とも呼ばれる。

説明を受け、医師の指示を守って飲むことが大切です。

抗がん剤使用中の注意

抗がん剤治療中は、抗がん剤の効果や副作用の症状を診断してもらうために、定期的に必要な検査を受けることが大切です。

抗がん剤の効果は、ＣＴ検査などの画像検査や腫瘍（しゅよう）マーカー、症状などにより総合的に判断します。効果がある場合は原則として、病変が大きくならない限り同じ治療を続けますが、副作用が強すぎる場合には、抗がん剤を減らすことや治療を休むこと、および抗がん剤の変更を検討します。抗がん剤を分解・排泄（はいせつ）する肝臓や腎臓の機能低下、白血球減少、発熱があって感染症にかかっている可能性があるときなどは、抗がん剤を使えないことがあるので、症状や検査結果を踏まえ、医師と相談しながら治療を進めていきましょう。

最近は、抗がん剤治療[※14]を通院でできるケースが増えてきました。副作用の程度などをみるため初回のみ入院することもあります。通院治療中はふだんどおりの生活ができますが、抗がん剤の影響で体調に変化が現れやすく、疲れやすくなったり、感染症にかかりやすくなったりします。治療中に担当医から注意された場合は、人ごみを避ける、外出時にはマスクを使う、帰宅したらうがい・手洗いをするなど、感染予防を心がけましょう。また、働きながら治療する場合、疲れすぎないように仕事の量や勤務時間を調整することも大切です。治療中にほかの病気の治療薬を使用する必要が生じた場合は、かならず医師に相談してください。

※14〔外来化学療法〕
通院による抗がん剤治療は、ふだんどおりの生活をしながら治療ができる、仕事を続けられるといったメリットがある半面、いつも医療者が側にいるわけではないため不安も多い。どのような症状に注意すべきか、症状が現れたらどのように対処すればよいのか、どこに連絡すればよいのかなどを担当医や看護師、薬剤師に確認しておくと安心である。

9 抗がん剤による副作用の対策

抗がん剤治療で問題にされるのが副作用です。しかし、適切な対処法を知っておくと、十分に対応することができ、治療を継続することが多くの場合で可能です。

抗がん剤の副作用

一般的な抗がん剤は、分裂や増殖が活発な細胞を攻撃するものなので、がん細胞だけでなく、正常な細胞でも分裂や増殖のスピードが速いものは攻撃してしまいます。このため、髪の毛、血液をつくり出す骨髄細胞、胃や腸の粘膜などが強く影響を受けて、吐き気や嘔吐※1、下痢、食欲不振、口内炎、発熱、脱毛、貧血※2、骨髄抑制（白血球・赤血球・血小板の減少）、皮膚のトラブルなどが副作用として起こります。心臓にも影響し、動悸や不整脈が現れることもあります。

個々の薬剤に特徴的な副作用もあります。たとえば、オキサリプラチンやタキサン系の薬剤（パクリタキセル、ドセタキセル）は、手足のしびれ・痛みなどの末梢神経障害が起こりやすいことが知られています。

分子標的治療薬は、作用のメカニズムが従来の抗がん剤とは異なるため、脱毛や吐き気・嘔吐は比較的少ないですが、それぞれの薬剤に特徴的な副作用があります。トラスツズマブのおもな副作用は、心機能の低下、インフュージョンリアクション（73ページ）などです。心機能の低下はまれですが、治療中は定期的に心臓の検査を受けることがすすめられます。ラムシルマブのおもな副作用は、高血圧、下痢、

※1〔吐き気や嘔吐〕
脳の中枢神経には、嘔吐を誘発する物質に反応して嘔吐中枢を刺激する部分がある。この部分は、血液中の化学物質の影響を受けやすく、抗がん剤治療による吐き気や嘔吐は、おもにこのルートによって起こりやすいと考えられる。

※2〔貧血〕
血液中の赤血球には、ヘモグロビンがぎっしり詰まっていて、そのヘモグロビンは肺で取り込んだ酸素を全身の組織に運んで供給している。骨髄で赤血球がつくられなくなるとヘモグロビンの量も減り、酸素が足りなくなって貧血の症状が現れてくる。

●おもな副作用が起こる時期

●投与日	●1週間以内	●1～2週間後	●3～4週間後
アレルギー反応、吐き気・嘔吐、血管痛、発熱、便秘、皮膚の赤み　など	疲れやすさ、だるさ、食欲不振、吐き気、嘔吐、下痢、脱毛　など	口内炎、下痢、食欲不振、胃もたれ、味覚の変化　など	脱毛、皮膚の角化やしみ、手足のしびれ、膀胱炎　など

＊白血球減少、貧血、血小板減少、肝障害、腎障害が起こることもあるが、自覚症状が少ないため、必要に応じて検査を行いチェックする。

鼻血、疲労などで、まれに、消化管穿孔や血栓、出血をともなうこともあります。

支持療法で副作用は軽減できる

副作用はあらかじめ準備し対策することで、症状の出現を防いだり、症状を軽減したりすることができます。ただし症状が重い場合には、早めに医師に連絡してください。

◎**吐き気・嘔吐**　吐き気・嘔吐は、いろいろなタイプの制吐剤によりコントロールできるようになっています。抗がん剤により催吐リスク※3が異なるため、催吐リスクに合わせて制吐剤を使い分けます。また、吐き気・嘔吐は、抗がん剤開始後より24時間以内に出現する急性、24時間以降に出現する遅発性、吐くのではないかという不安から起こる予測性※4に分けられます。

吐き気が原因の場合は、セロトニン受容体拮抗薬やニューロキニン受容体拮抗薬、ステロイドなどの吐き気止めの薬を使用したり、点滴によって栄養分を補給したりすることもあります。

※3〔催吐リスク〕
抗がん剤の吐き気・嘔吐の起きやすさを示すもの。高度（90％を超える患者さんに発現する）、中等度（30～90％に発現）、軽度（10～30％に発現）、最小度（発現しても10％未満）に分けられる。

※4〔予測性嘔吐〕
抗がん剤治療で、いちど吐き気や嘔吐を経験すると、その後「また吐くのでは」と考えて吐き気・嘔吐が起こることがある。制吐剤はあまり効かないため抗不安薬などが用いられる。

食欲が低下している場合は、数回に分けて食べたいものだけでも摂(と)りましょう。どうしても食事が摂れない場合には、医師に相談してください。吐き気が強い場合でも、水分はできるだけ摂ることが大切です。

〈予防するには〉病院で抗がん剤治療を受ける日は、食事量を少なめにしたり、治療の数時間前は食べないようにすることで、症状を軽減できる場合があります。また、からだを締め付けるような衣服は避けましょう。

においに敏感になり、病院の中のにおい、口の中のにおい、香りの強い花、空気の汚れなどが吐き気を誘う場合もあります。うがいをするなどして、口の中を清潔に保ちましょう。ときどき窓を開けて空気の入れ換えを忘れないようにします。

◎下痢　腸粘膜の一部が抗がん剤によってむくんだり、はがれ落ちたりすることで下痢が起こりやすくなります。

胃がんの治療に用いる抗がん剤には、イリノテカンのように、激しい下痢を起こすものがあります。抗がん剤使用後24時間以内に発症する早発性下痢、粘膜が傷害されることで数日たって現れる遅発性下痢があります。早発性下痢には、抗コリン薬のアトロピン硫酸塩製剤を用います。下痢予防のために、抗がん剤使用前に使用することもあります。遅発性下痢には、ロペラミド、オクトレオチド、乳酸菌製剤、抗菌薬などを使用します。

治療前に医師の説明をよく聞き、1日に何度も下痢を起こす場合や何日も続く場合には、医師に連絡してください。

〈対策は〉水分とともに電解質の補給のためにも、スポーツドリンクなどを利用して、脱水状態を防ぎましょう。

腹痛が強い場合には、腹部を暖めると症状が和らぎます。食事[※5]は、温かく消化のよいものにします。また高エネルギーの食品を少量ずつ摂るようにしましょう。

◎口内炎　粘膜に対する抗がん剤の直接的な影響と、抗がん剤によって骨髄機能がダメージを受け、粘膜に感染が起こりやすくなります。口の中が痛い、内側の粘膜や歯肉の腫れ、ただれ、潰瘍（かいよう）、出血、食べ物がしみる、飲み込みにくい、話しにくい、といった症状が現れてきます。

フルオロウラシルで起こりやすく、口内炎の痛みが強い場合には、消毒作用や痛み止め作用のある薬を使うことがあります。炎症を鎮めたり、鎮痛効果のある塗り薬や貼（は）り薬を用いることもあります。

〈予防するには〉　抗がん剤治療を受ける前に、歯科でむし歯や歯周病の治療をしておきましょう。義歯（入れ歯）の点検やブラッシング、うがいの指導を受けておくとよいでしょう。

まめにうがいをし、食後と寝る前にうがいや歯磨きをして、口の中を清潔に保つようにします。夜中に目覚めた際にも、うがいをするとよいでしょう。口の中が乾燥すると、粘膜が傷つきやすくなるので、口を開けて寝る人はマスクをつける、など気をつけましょう。歯肉が傷つくのを防ぐために、歯ブラシは小さめでやわらかいものを、歯磨き剤は刺激の少ないものを選びます。また、アルコール分を含んだうがい薬や洗浄剤は使用しないようにします。

◎脱毛　抗がん剤によって、毛根が傷害を受けるために脱毛が起こると考えられて

※5〔下痢を起こしたときの食事〕
食事はおかゆや煮込んだうどんなどの消化のよいものを、少量ずつ、何回かに分けて摂るとよい。また、下痢を起こすと体内のカリウムの排出が進むため、バナナ、果汁ジュースなどのカリウムを多く含む食品も摂っておくとよい。脂肪分の多いものや乳製品、刺激の強いものなどは避けること。

います。抗がん剤の種類によって脱毛の程度は違い、抜け方にも個人差があります。抗がん剤治療は全身治療なので、体毛、まゆ毛、陰毛など頭髪以外の部分でも脱毛が起こります。ただし、治療を終えると毛髪はまた生えてきます。

急に大量に頭髪が抜け落ちてくることもあり、精神的に落ち込みやすくなります。洗髪はいつもどおり行ってかまいません。刺激の強いシャンプーやリンスは避け、指の腹で軽くこする程度にします。

白血球が減少している時期に洗髪を怠ると、毛のう炎[※6]を起こすことがあるので気をつけましょう。

〈準備しておきたいこと〉外見上の容姿をカバーするためのかつら[※7]や帽子[※8]、スカーフなどは、あらかじめ用意しておきましょう。また、髪は短くカットしておくと、手入れがしやすく、抜けた髪の処理も簡単です。就寝中はナイトキャップをかぶると、脱毛した髪が散らばらず、掃除も楽です。

◎骨髄抑制　骨髄の造血機能が障害され、白血球、赤血球、血小板の数が減少してしまいます。感染症を起こしやすくなる、発熱、全身倦怠感（だるさ）、貧血、出血しやすいなどの症状が現れますが、検査によって明らかになりますので、定期的な検査を受けましょう。

白血球の低下がみられたらG‐CSF剤[※9]を用いて、血球の回復を図ることもあります。同時に感染症の予防にも努めます。

貧血の症状が現れたら、貧血の治療や輸血が必要な場合もあるので、医師に報告してください。

※6〈毛のう炎〉
毛髪の根元がブドウ球菌などの化膿菌に感染して起こる。毛穴のほかに、皮膚上にも汗腺が開口しているため、よく汗をかく部分に小さな膿をもつ赤い斑点がたくさんみられるようになる。

※7〈かつら〉
装着時に頭皮への刺激を抑えたかつらが医療用かつらとして販売されている。ただし医療費控除の対象にはなっていないため、費用は自己負担となる（121ページ）。

※8〈帽子〉
帽子は、地肌を傷つけたり蒸れたりしないよう、タオル地などのやわらかい素材のものが適している。タオルをもとに手作りすることもできる。

〈対策は〉外出時にはマスクをし、手洗い、うがいを励行しましょう。また食後や就寝前には、歯磨き、うがいなどで口腔(こうくう)の清潔を保ちましょう。
急な動作で貧血症状が現れやすくなるので、動き始めはゆっくりを心がけましょう。歩くときもゆっくりと歩きます。

◎インフュージョンリアクション　オキサリプラチンなどの通常の抗がん剤や分子標的治療薬のトラスツズマブなどで、点滴開始から24時間以内に、寒け、顔が赤くなる、低血圧、呼吸困難、気管支けいれんなどが現れます。このようなときは医師・看護師に報告してください。
インフュージョンリアクションを起こしやすい薬剤を点滴する前には、抗ヒスタミン薬や解熱鎮痛剤を使用して、予防します。

副作用の対策を立てておく

副作用の現れ方には個人差がありますが、薬剤によってどのような副作用がいつ現れやすいかわかっていますので、あらかじめ医師に起こりやすい副作用とその対策を聞いておきましょう。予想される副作用を知り、対策を立てておくことで、心の準備ができ、過剰な不安を取り除けます。また、適切なセルフチェック、セルフケアを行うことで、症状を予防したり軽減したりすることが可能です。

※9〔G-CSF剤〕
G-CSFとは、顆粒球(かりゅうきゅう)コロニー刺激因子のことで、白血球のなかの好中球の増殖を促進するはたらきがあるたんぱく質。がん化学療法における好中球減少症の治療に用いられる。

10 治療方法による費用の目安

安心して治療を受けるため、具体的な医療費を知り、出費の計画を立てておきましょう。

治療とともに経済的な計画も必要

治療を受ける病院や治療法を選択する際には、がん治療にかかわる費用も重要な要素となってきます。

がんの治療を受けるには、検査料をはじめとして、手術料、薬代、入院費などの医療費が必要です。

一般的に、医療費の自己負担額[※1]は3割です。状況によっては、差額ベッド代、通院のための交通費、保険会社[※2]などに提出する証明書の作成費、退院後の自宅療養にかかる費用など、医療費以外の費用がかかることになります。治療にかかわる合計の負担額は、がんの種類、治療法、入院期間や治療期間、抗がん剤の種類などによって大きく異なってきます。

抗がん剤治療を通院しながら受ける場合には、毎回、医療費を支払わなければなりません。同じ抗がん剤治療でも金額は抗がん剤によって大きく異なり、とくに分子標的治療薬を使った治療では高額になります。抗がん剤治療は長期に及ぶことが多いので、安心して治療を続けるためにも、事前におおよその費用を把握し、支払い計画を立てておくと安心です。

※1〈医療費の自己負担額〉
小児や高齢者の自己負担分は、条件によって軽減される。ただし、制度によって自己負担分が変更されるので、健康保険組合、市区町村の国民健康保険課などに確認を。

※2〈保険会社〉
民間の保険会社が販売しているがん保険などに加入している場合、保険会社から保障を受けられる。がん保険は、がんの治療のために入院したり、手術したりしたときに給付される。給付額や給付条件などは、保険会社や保険商品によってさまざまで、詳しい内容は、それぞれの保険会社に問い合わせを。

●手術費の目安

治療法	期間	費用（3 割負担分）
内視鏡的粘膜切除術（EMR）	6日間	35 万円（約 11 万円）
［内訳］治療費6万 5000 円、入院費		
内視鏡的粘膜下層剥離術（ＥＳＤ）	7日間	46 万円（約 14 万円）
［内訳］治療費 18 万 9000 円、入院費		
腹腔鏡下手術	11 日間	148 万円（約 45 万円）
［内訳］治療費 82 万 6000 円、入院費		
定型手術（幽門側胃切除術）	15 日間	145 万円（約 44 万円）
［内訳］治療費 67 万 7000 円、入院費		

●化学療法の医療費の目安（155㎝・50 ｋg～ 170㎝・60㎏）

治療法	期間	治療費（3割負担分）
S- 1単独療法	6週間	9 万～ 12 万円 （2万 7000 ～ 3 万 4000 円）
S- 1＋シスプラチン療法	5週間	10 万～ 13 万円 （3 万～ 3 万 7000 円）
カペシタビン＋オキサリプラチン（CapeOX）	3週間	13 万～ 17 万円 （4 万～ 5 万 1000 円）
パクリタキセル単独療法	3 週間	6 万～ 9 万円 （2 万～ 2 万 6000 円）
イリノテカン単独療法	4 週間	2 万～ 2 万 3000 円 （6000 ～ 7000 円）

化学療法の治療法は、後発医薬品（ジェネリック薬品）を使用するかどうかによって医療機関で違ってくる。

●その他の医療費の目安

治療法	期間	治療費（3割負担分）
緩和手術（胃空腸吻合術）	21 日間	115 万円（34 万 5000 円）
緩和ケアチームによる診療	—	1日当たり 4000 円加算
緩和ケア病棟入院料	30 日 以内	1日当たりの入院料4万 8260 円より （3割負担分1万 4478 円より）

（2018 年 4 月現在）

高額療養費制度など公的なサポートも利用できる

医療費の支払いに関しては、さまざまな公的制度も有効利用したいものです。医療費の自己負担額が高額になった場合には、自己負担額の一部が払い戻される高額療養費制度を利用できます。また、加入している社会保険や組合保険によっては、療養のために働けなくなり、給料がもらえない場合に傷病手当金が支給されます。そのほか、公的医療保険の給付[※3]、所得税の医療費控除、地方自治体で行っている助成制度などもあるので、事前に調べておきましょう。

公的制度の仕組みや手続きなどについては、病院のがん相談支援センター（139ページ）や医療相談室、各自治体の相談窓口などで問い合わせることもできます。

〈高額療養費制度〉 公的制度のなかでも、高額療養費制度はぜひ知っておきたい制度のひとつです。1か月間に医療機関や薬局の窓口で支払った額が一定の金額（自己負担限度額）を超えた場合に、その超えた金額が払い戻される制度で、各健康保険機関への申請によって支給されます。自己負担限度額は年齢や収入によって異なります。

医療費の支払いが高額になることがわかっている場合、事前に「限度額適用認定証」を申請して交付を受けておくと便利です。保険証と認定証を提示すれば、窓口の支払いが自己負担限度額までとなります。また、高額療養費として払い戻される見込み額の一部を無利子で貸し付けてくれる高額医療費貸付制度を利用できることもあります。

※3〈公的医療保険の給付〉
公的医療保険の給付には、高度な先進医療などを受けた場合の保険外併用療養費、国外での医療ややむをえず保険外診療を受けた場合などの療養費、入院時食事療養費、入院時生活療養費（65歳以上の人の食事や居住費）、訪問看護療養費などがある。

●高額療養費制度　69 歳以下の人

適用区分	ひと月の上限額（世帯ごと）
年収約 1160 万円～ 健保：標準報酬月額 83 万円以上 国保：旧ただし書き所得 901 万円以上	25 万 2600 円＋（医療費－ 84 万 2000）×1%
年収約 770 万～ 1160 万円 健保：標準報酬月額 53 万～ 79 万円 国保：旧ただし書き所得 600 万～ 901 万円	16 万 7400 円＋（医療費－ 55 万 8000）×1%
年収約 370 万～ 770 万円 健保：標準報酬月額 28 万～ 50 万円 国保：旧ただし書き所得 210 万～ 600 万円	8万 100 円＋（医療費－ 26 万 7000）×1%
年収～約 370 万 健保：標準報酬月額 26 万円以下 国保：旧ただし書き所得 210 万円以下	5万 7600 円
住民税非課税者	3万 5400 円

70 歳以上の人　2018 年 8 月～

<table>
<tr><th colspan="2" rowspan="2">適用区分</th><th colspan="2"></th></tr>
<tr><th>外来（個人ごと）</th><th>ひと月の上限額（世帯ごと）</th></tr>
<tr><td rowspan="3">現役並み</td><td>年収約 1160 万円～
標準報酬月額 83 万円以上
課税所得 690 万円以上</td><td colspan="2">25 万 2600 円＋（医療費－ 84 万 2000 円）×1%</td></tr>
<tr><td>年収約 770 万～ 1160 万円
標準報酬月額 53 万円以上
課税所得 380 万円以上</td><td colspan="2">16 万 7400 円＋（医療費－ 55 万 8000 円）×1%</td></tr>
<tr><td>年収約 370 万～ 770 万円
標準報酬月額 28 万円以上
課税所得 145 万円以上</td><td colspan="2">8万 100 円＋（医療費－ 26 万 7000 円）×1%</td></tr>
<tr><td>一般</td><td>年収 156 万～ 370 万円
標準報酬月額 26 万円以下
課税所得 145 万円未満等</td><td>1万 8000 円
（年間上限14万4000円）</td><td>5万 7600 円</td></tr>
<tr><td rowspan="2">住民税非課税</td><td>住民税非課税世帯</td><td rowspan="2">8000 円</td><td>2万 4600 円</td></tr>
<tr><td>住民税非課税世帯
（年金収入 80 万円以下など）</td><td>1万 5000 円</td></tr>
</table>

ひとつの医療機関等での自己負担（院外処方代を含む）では上限額を超えないときでも、同じ月の別の医療機関等での自己負担（69 歳以下では2万 1000 円以上であること）を合算することができる。この合算額が上限額を超えれば、高額療養費の支給対象となる。

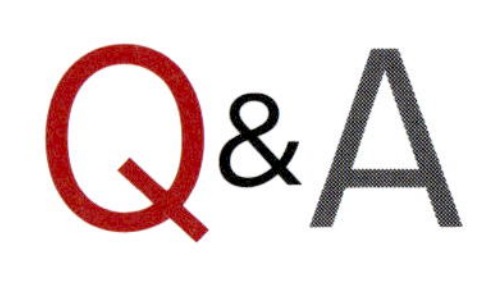

Q 「がんを切除する」といいますが、切り取る大きさはどの程度ですか？

A がんを確実に切除するため、がん周辺のリンパの流れを削除するために、見えている範囲より大きく切り取ります。がんの部位や種類によって違いますが、胃切除の場合、限局型の胃がんであれば、がんだと見分けられる部分から、早期がんでも最低2㎝離して切除します。浸潤（しんじゅん）型のがんでは、最低5㎝離して切除します。

がんがとりきれたかどうかの判断が難しい場合は、切除した組織を病理検査に回して、断端（切り口）にがん細胞がないかどうか調べることがあります。

断端にがん細胞がなければ手術は終了ですが、断端にがん細胞が見つかった場合、取り残している可能性があるので、安全だと思われる範囲まで追加切除することがあります。この場合、手術中に病理検査や診断（術中迅速病理診断）を行い、即座に追加切除をすることもあります。

リンパ節切除についても同様に、術中迅速病理診断を行い、その結果にもとづいて手術を進めていくことがあります。

Q 標準治療以外にも治療法があるようですが、選択はできないのでしょうか？

A 標準治療は、現時点で利用できる最良の治療法で、その有効性や安全性は、多数の臨床試験を経て科学的に証明されています。「最先端の治療＝標準治療」ではありません。新しい治療法は、臨床試験でその効果や副作用などが評価され、それまでの標準治療より優れていることが証明されて初めて、新たな標準治療となります。臨床試験の段階の治療法は、効果や安全性がまだ確立していませんが、よりよい治療法となる可能性があるため、病院ごとに倫理委員会の承認を得て行われています。臨床試験の結果次第では、将来的な標準治療となるかもしれませんが、現在の標準治療より優れているとは限りません。

胃がんでは、より効果の現れる抗がん剤の組み合わせを探したり、病期Ⅳの根治を目ざして抗がん剤でがんを縮小させ、切除手術を行うコンバージョン手術などの試みが行われています。

臨床試験として行われている治療を受けたい場合は、担当医に相談してください。

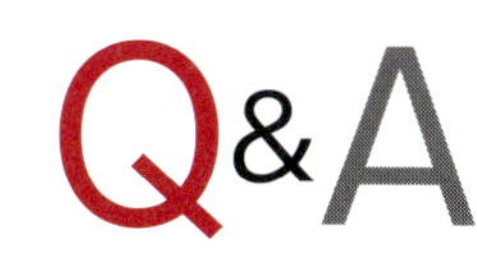

Q　ダビンチ手術が保険適用されたそうですが、誰でも受けられるのですか？

A　腹腔鏡を用いた手術のひとつに手術支援ロボットを利用した腹腔鏡手術があります。ロボット支援下内視鏡手術といい、日本ではダビンチと呼ばれる機器を使って行われています。

ダビンチは、インテュイティブサージカル社の低侵襲（からだへの負担の少ない）な外科手術システムで、すでに前立腺がんや腎臓がんの手術で利用されています。

ロボット支援下内視鏡手術として胃がん手術では、腹腔鏡下胃切除術、腹腔鏡下噴門側胃切除術、腹腔鏡下胃全摘術の３つが、２０１８年４月より保険適用になりました。

対象は、一般的な内視鏡治療の適応とならないI期の胃がんに対してです。腹腔鏡下胃切除術は、リンパ節転移がなく、胃の粘膜から固有筋層までにとどまるがんに行われます。噴門側胃切除術は、胃上部にできたがんで、胃の2分の1以上を温存できる場合に行われます。胃全摘術は、固有筋層にとどまるがんで噴門や幽門の近くにあるがんの場合に行われます。

ロボット支援下内視鏡手術は、腹腔鏡手術と同様、からだへの負担の少ない手術方法です。腹腔鏡で患部を拡大し、三次元表示したモニターを見ながらレバーを操作すると、ロボットアームを遠隔操作することができます。腹腔鏡手術では、限られた手術野で精緻な手術を行う難しさがありましたが、手術支援ロボットを利用することで、より低い難易度で行えるようになりました。

問題点として、操作には技術の習得が必要なことや、機器が高額なため実施できる施設が限られていることがあります。

ロボット支援下内視鏡手術を希望する場合は、担当医とよく相談したうえで、実施している施設を紹介してもらいましょう。

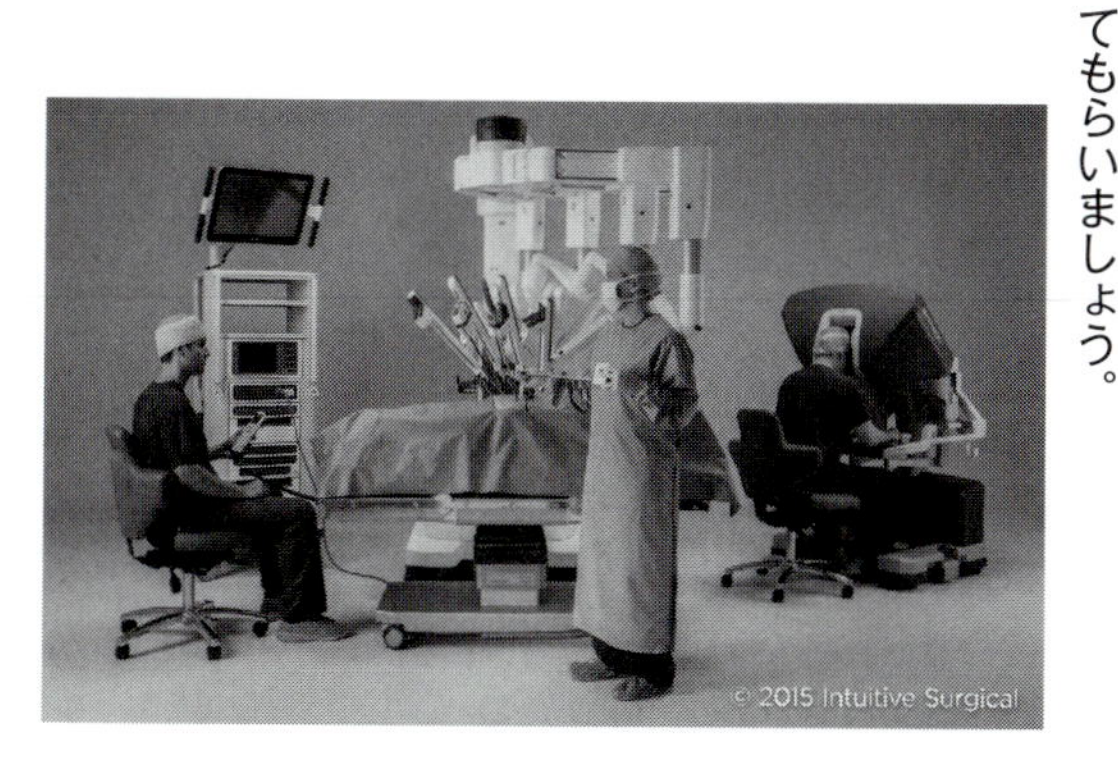

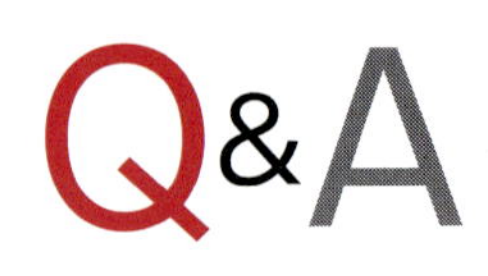

Q 放射線療法とはどのような方法ですか？治療を受けるのに条件はありますか？

放射線療法は、がん細胞を破壊して、がんの病巣を小さくするために、高エネルギーのX線を用いるものです。リニアックという大型治療機器で高エネルギーX線を発生させ、からだの外から体内の病巣部に照射します。

放射線療法は、胃がんにも効果はあるものの、がん細胞をなくす可能性は高くありません。放射線療法は、日本では手術ができない胃がんに対して、出血を止める、骨転移の痛みを取り除くなどの目的で行っています。

なお、欧米では胃がんの切除範囲が日本より狭いので、がんをとりきれない可能性があり、それを補う意味で手術と放射線療法、抗がん剤を併用しています。

通常の放射線療法は、週に4～5日、1日1回照射する治療を、4～5週間続けて行います。

おもな副作用は、放射線によって胃粘膜が荒れ、胃炎や胃潰瘍のようになり、食欲低下や吐き気が生じることですが、通常、治療後1～2週間で治まります。

Q 手術後に病期が変わりました。胃がんが進行しているのですか？

A がんの治療では、病期を分類して、適切な治療方針を決めたり、治療効果を評価したりしています。そのためにTNM分類（39ページ）を利用しており、治療前の検査によって判定する臨床分類と、手術後の病理検査から判定する病理分類があります。

たとえば手術をして、切除したがん細胞を検査したところ、手術前の画像検査では気づかなかったリンパ節への浸潤（広がり）などが確認されることがあります。こうしたときにⅠ期がⅡ期やⅢ期に変更されることがあります。そのため、臨床分類には小文字のcをつけ、病理分類にはpをつけて区別されます。

もし病期の変更を告げられた場合には医師の説明をよく聞き、今後の治療法や養生法について、十分に相談するようにしましょう。

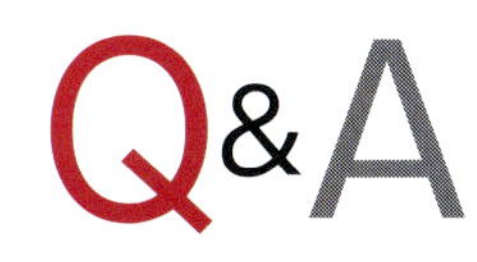

Q 抗がん剤はどのがんにも効くわけではないようですが、胃がんではどうですか？

A 胃がんに効果が期待できる抗がん剤は増えてきています。よく使われているのは、代謝拮抗薬（S-1、カペシタビンなど）、プラチナ製剤（シスプラチン、オキサリプラチンなど）、タキサン系薬剤（パクリタキセル、ドセタキセルなど）などで、加えて分子標的治療薬も使用されるようになっています。

胃がんには、抗がん剤によく反応するタイプと、そうでないタイプがあります。胃がんのタイプが同じでも、がんの進行や全身状態、薬剤の種類などによって効果は異なります。あらかじめ抗がん剤が効くか効かないかを予測できれば理想的ですが、抗がん剤の効果を予測する検査は一般的には行われていません。

抗がん剤が「効く」「効かない」というときには、それが何を意味するのかにも注意が必要です。抗がん剤の効果は血液検査や画像診断により評価しますが、その指標のひとつに「奏効率」があります。奏効率とは、治療後のがんの状態を、腫瘍が完全に消失した完全奏効（CR）、30％以上小さくなった部分奏功（PR）、腫瘍の大きさが変わらない安定（SD）、大きくなったり新病変が出現した進行（PD）の4段階に分け、CRとPRを足し合わせた割合を示したものです。

奏効率が高いほど、その抗がん剤は多くの患者さんに効く可能性があります。たとえば進行胃がんに対するS-1の奏効率は44～54％と高く、進行胃がんの多くの患者さんに対して有効な治療薬といえます。けれども、かならずしもすべての患者さんに効くわけではありません。

「この抗がん剤はよく効く」といわれると、「これでがんが治る」と考えるかもしれませんが、抗がん剤で胃がんを治すのは難しいことがほとんどです。画像診断でがんが非常に小さくなり、よく効いているように見えても、残念ながらまた大きくなってくることがあります。胃がんでは完治が望めないのが現状であり、「抗がん剤が効く」という場合、「がんは治らないが寿命が延びる」、あるいは「がんが小さくなって症状が軽減される」といった効果を表しています。

抗がん剤治療は副作用をともなうことを理解したうえで、効果と副作用のバランスを考えながら治療を進めることが大切です。

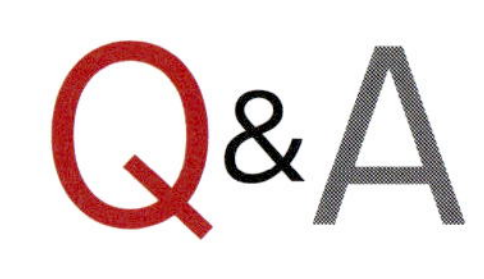

Q 通院での抗がん剤治療は、どのような利点や欠点がありますか？

A 抗がん剤の副作用の現れ方には個人差があり、初回の治療は副作用の出方を確認するために入院して行われる場合もあります。また、全身状態が悪いときなどに入院が必要になることもあります。しかし、そういったケース以外ではほとんど、通院で抗がん剤治療をすることが可能になってきています。

通院治療の最大のメリットは、これまでどおりに日常生活が送れる点です。仕事や家事、育児などを続けながら治療ができます。何より、精神的に落ち着いて過ごせます。経済的にも、入院費用がかかりません。

デメリットは、主治医や看護師とのコミュニケーションが不足しやすいこと、体調が急変したときなどの対応に不安があること、薬剤管理や通院に時間や手間がかかることなどです。しかし、そうした問題点は病院側と相談をしながら、家族にもサポートしてもらって解決していきたいものです。

Q 分子標的治療薬が注目されているそうです。どのような薬なのでしょうか？

A 分子標的治療薬は、新しいタイプの抗がん剤です。細胞のがん化に関係する特異な遺伝子やたんぱく質の分子を標的にしたもので、がん細胞の増殖を抑えたり、発達を阻害したりする作用があります。

がん細胞だけをねらい撃ちできることが最大の特徴で、従来の抗がん剤で問題になってきた脱毛や嘔吐（おうと）が起こりません。けれども、副作用がまったくないわけではなく、それぞれの薬剤に特有の副作用が起こることがあるので、注意が必要です。

分子標的治療薬の登場により、薬剤だけでも十分に高い治療効果を得られるケースも出てきました。胃がんでは、トラスツズマブ、ラムシルマブ、ニボルマブが使われています。作用のメカニズムが異なり、トラスツズマブはがん細胞の増殖を促すＨＥＲ（ハーツ）２たんぱくを標的にするＨＥＲ２阻害薬、ラムシルマブはがんが新しい血管をつくるのを妨げる血管新生阻害薬です。

分子標的治療薬により再発・進行胃がんの選択肢は大きく広がっています。

第3章 胃がん手術後の生活

胃がんの手術後には、食生活を中心に不自由さを感じることがあります。からだが慣れるまでは、むりをせず、工夫しながら対応していきましょう。また、抗がん剤治療を続けていると、薬の副作用も現れてきます。困ったときには医師に相談してみましょう。

1 内視鏡治療後の食事と生活の注意

内視鏡治療後は、胃の機能が大きく損なわれることがないので、早めに体力が回復しますが、治療後1〜2か月間は食事の注意が必要です。

退院後1〜2か月は、胃潰瘍の対策を

内視鏡治療後は、切除後5日程度で退院となります。

内視鏡的粘膜下層剥離術（ESD）や内視鏡的粘膜切除術（EMR）で切除した部分には人工的な胃潰瘍（いかいよう）ができるために、退院後には胃潰瘍の治療を続けることになります。胃潰瘍が完全に治るまでには2か月程度かかります。基本的に退院後は、食事も治療前と同じように摂（と）れて、1〜2週間で仕事にも復帰できる人が多いようです。ただし、胃潰瘍が治るまでの間は以下のことに注意してください。

◎食事の注意点　胃にやさしい食事を心がけましょう。

①**暴飲暴食は避け、規則正しい食生活を**　暴飲暴食や不規則な食生活は胃に大きな負担がかかります[※1]。腹六分目〜八分目を守り、3食規則正しく食べましょう。

②**消化のしにくい食品は避ける**　食物繊維の多いもの、脂身の多い肉などは消化しにくいので、食べすぎないようにしましょう。

③**刺激物を避け、塩分控え目を心がける**　コショウや唐辛子などの香辛料、ニラ、ニンニクなどの香りの強い野菜、レモンなど酸味の強い柑橘類（かんきつるい）、酢や梅干しなどを摂りすぎないように控えましょう。また、塩辛などの塩分の強い食品も摂りす

※1〔胃に負担をかけない食事〕
食物が胃にとどまっている時間が短く、胃への刺激が少ないことがポイント。
消化のよい食品には、牛乳、卵、大豆製品、青菜類や、果物、脂肪分が少ない白身魚やささみなどがあげられる。調理は、味付けを薄くし、細かく切ってやわらかくなるまで火を通す。油は控え目に使うことを心がける。

※2〔潰瘍からの出血〕
内視鏡治療時の出血は高周波などで止血するが、出血が切除後しばらくしてからみられる場合があるため、退院後も黒い便などに注意が必要。

ぎないようにしましょう。

④炭酸飲料、カフェインに注意　炭酸飲料、カフェインは胃酸の分泌を亢進(こうしん)させます。とくに空腹時に濃いコーヒーや紅茶、炭酸飲料を飲むのはやめましょう。

⑤熱すぎるもの、冷たすぎるものは避ける　極端に熱いもの、冷たいものは胃の粘膜を刺激します。

⑥よくかみ、ゆっくり食べる　よくかむことで胃の消化の負担を軽くすることができます。

◎日常生活の注意点　潰瘍[※2]からの出血に注意しましょう。

①力仕事や激しい運動は避ける　力仕事や激しい運動などは、胃潰瘍に負担がかかるので、治療後1～2か月の間は避けましょう。

②熱いお風呂の長湯は禁物　入浴は可能ですが、しばらく熱めのお風呂(ふろ)と長湯は避けましょう。

③禁酒・禁煙を徹底　たばこ、アルコールは胃液の分泌を刺激する作用があります。禁煙・禁酒を徹底しましょう。

④遠出や旅行は控える　出先や旅先で胃の出血などがあった場合、対応が遅れるおそれがあるので、治療後1～2か月は避けましょう。

退院後にもっとも気をつけたいのは、潰瘍からの出血です。便の色が黒いときは潰瘍の出血を疑って、すぐに病院に連絡してください。治療後1～2か月を過ぎると、ほとんど出血のリスクはなくなります。潰瘍が治れば、それ以降は、普通の生活を送ってかまいません。

①ＥＳＤ直前、腫瘍周囲に切除範囲のマーキングをしている。

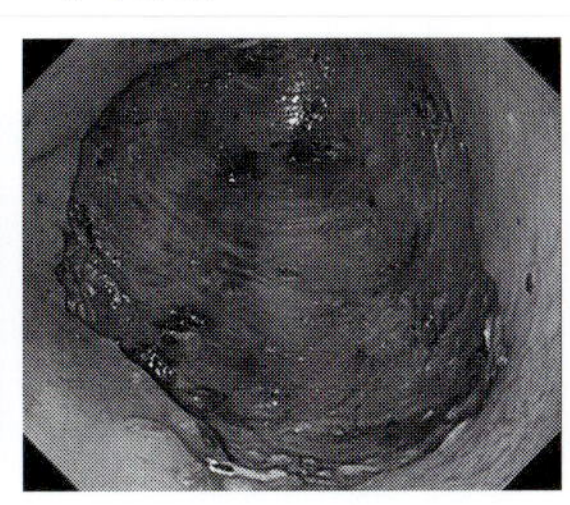

②ＥＳＤで切除した部分に潰瘍ができる。

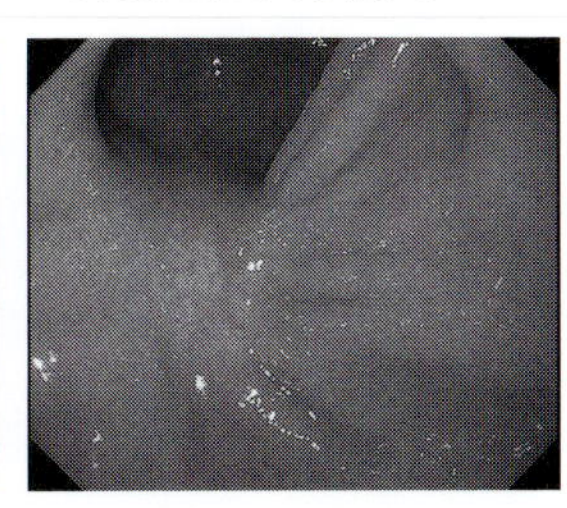

③２か月経過。潰瘍が治れば、ふだんどおりの生活に。

2

内視鏡治療後の定期検査

内視鏡治療後、温存された胃に別に新たながんが発生することがあります。その発見のためには、1年に1~2回の定期検査を続けることが重要です。

異時性多発がんに注意

内視鏡治療では、切除した早期がんの切除片を顕微鏡で確認し、がんをすべて切除（治癒）できたかどうかを評価します。

治癒できなかったと判定された場合は、外科手術の追加治療が必要となります。治癒できたと判定された場合、その後は定期的に内視鏡検査などを行い、経過を観察していきます。その場合、治癒切除した部位からの再発はほとんどありません。しかし温存された胃は、早期がんを発生させたのと同じような環境や危険因子にさらされてきています。そのため、治療後しばらくたって、異時性多発がん[※1]といって、ふたつ目、3つ目の新たな原発がんが発生する可能性があります。胃がん内視鏡治療後の場合、毎年1~3％（100人いると1~3人くらい）の確率で異時性多発がんが起こるといわれています。

一般的にがんの治療は5年再発しなければ完治したとみなされます。しかし、異時性多発がんは、再発がんではなく、切除した部位とは違う部位に発生する原発がんですから、5年経過した後も発生する可能性があります。

※1〈異時性多発がん〉
がんの治療から1年以上後に同じ臓器に発生した、再発ではない原発がんを異時性多発がんという。1年未満に発生するものは同時性がん、他の臓器に発生した原発がんは重複がんという。

※2〈耐性菌〉
ピロリ菌の除菌には、抗生剤が用いられる。本来効くはずの抗生剤が効かなくなる場合がある。これを耐性という。年々、ピロリ菌にこの耐性菌が増え、除菌成功率が低下してきているというデータもある。

ピロリ菌の除菌と定期検査でフォローアップを

内視鏡治療後には、ヘリコバクター・ピロリ菌の感染の有無を検査し、陽性の場合は除菌を行うことが推奨されています。ピロリ菌の除菌により、新たな胃がんの発生は3分の1程度低下させられるとの報告があります。しかし除菌治療を行っても、なかには耐性菌[※2]のため、除菌が成功しない人もいます。また、たとえ除菌が成功したとしても、異時性多発がんのリスクがゼロになるわけではありません。除菌した後も、1年に1%くらいの確率で、異時性多発がんができるといわれています。ですから、ピロリ菌の除菌に成功した人もしない人も、いずれの場合も半年から1年の割合で定期検査を受けることが大切です。

いちど早発胃がんになった人は、胃の粘膜自体に潜在的に胃がんができやすい傾向があります。治療後何年たつと、がんができなくなるということはありませんから、術後5年を経過しても、定期的に内視鏡検査を続けましょう。定期的に内視鏡検査を受けていれば、早期のうちに発見・治療ができるので、胃を温存できる可能性が高くなります。

●早期胃がんと異時性多発がん

①2004年　1病変目　②2005年　2病変目　③2015年　3病変目

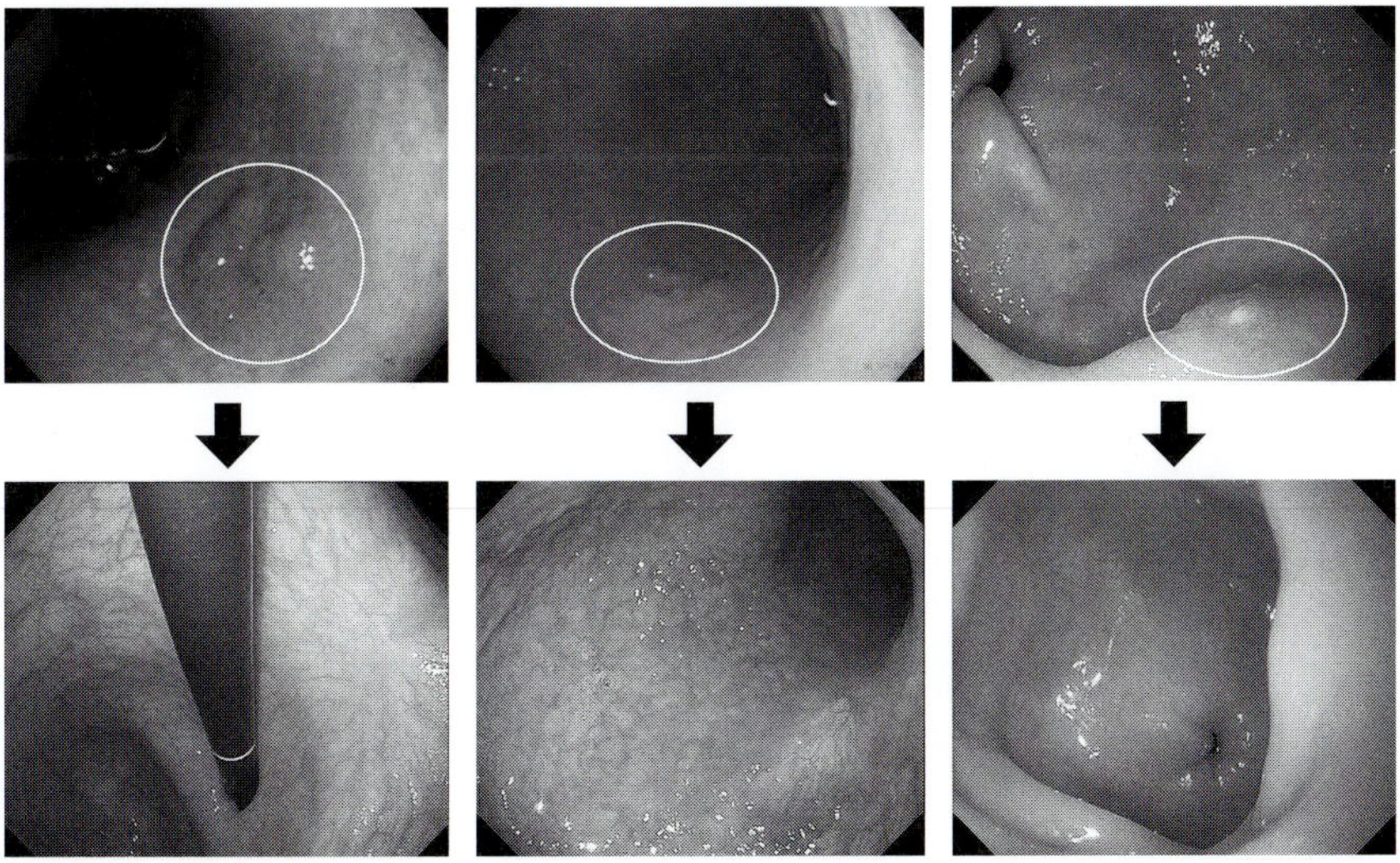

2017年、いずれも再発なく経過し、胃が温存できている。

3 手術直後の体調管理

手術直後は、合併症を起こさないように適切な体調管理をして順調な回復を目ざしたいものです。それには、合併症について理解しておくことが大切です。

傷跡、呼吸、痰への対策が重要

胃切除の手術をすると、手術直後から、また時間が経ってからも、さまざまな症状が現れます。手術に直接関連する障害と術後の合併症があり、術後合併症については、早期に現れるものと、ある程度時間がたってから現れるものとに分かれます（100ページ）。困るような症状があれば、医師や看護師に相談してください。

手術に直接関連する障害としては、開腹手術による傷跡に痛みが起こります。おなかに力が入りにくいといった状態もともないますが、時間の経過とともに、少しずつ治まってきます。また、傷跡が痛くなる前にオピオイド鎮痛薬（157ページ）を用いて、痛みを最小限にする努力がされます。しかし、痛みがつらいときには、担当医に相談してみましょう。

また、呼吸がしづらく、痰[※1]が出にくくなります。自力で痰を出せない場合は、気管支鏡で直接気管から痰を吸い出してもらうこともあります。しっかり呼吸をして痰を出すことは、術後管理のなかでもとても重要になってきます。対策として、手術前から呼吸や痰の出し方の練習を行います。喫煙の習慣のある人は、禁煙をしましょう。禁煙の時期が早ければ早いほど、手術後の痰の量は少なくなります。

※1 〔痰（たん）〕

手術後は麻酔の影響で痰ができやすく、喫煙者では、たえず軽い気道の炎症を起こしているので、とくに痰ができやすい。健康であれば、無意識のうちに痰を飲み込んでも、胃で消化されている。

早期の術後合併症としては、膵液瘻[※2]や縫合不全[※3]などがあります。どちらも感染をともない、腹部に膿のかたまりをつくる腹腔内膿瘍を起こすことが多いです。腹腔内膿瘍には、小さなものであれば抗菌薬による治療を行い、感染を抑えていれば自然に消えます。痛みや発熱が続く場合には、炎症や感染の広がりを検査で確かめ、腹部に管を通して膿を出す処置を行うこともあります。

膿瘍が悪化すると、腹膜炎を起こし、再手術をすることになりかねません。

また、手術そのものとは直接関係のない合併症ですが、肺炎も、数％の割合で発生します。手術後は、抵抗力が弱まり、腹部の傷跡の痛みもあり、痰を出す力が弱まります。そのため、痰を出しきれずに飲み込み、それが気管に入り込んだ（誤嚥）ときなどに肺炎を併発しやすくなるのです。肺炎を起こすと、とくに高齢者では命にかかわりかねないので注意が必要です。

ほかに、手術中や術後、長時間、からだを動かさないために発症する肺塞栓症[※4]も起こることがあります。これは、足の静脈にできた血のかたまり（血栓）が流れて、肺の血管で詰まり、重症の呼吸不全を起こします。症状としては、急な息切れ、胸の痛みが起こります。予防のために、手術前に足を圧迫する医療用の弾性ストッキングをはいたり、手術中から一定期間、両足にマッサージ器を装着したりします。

通常は、手術の翌日から自分で動けるようになるので、合併症予防のためにはむしろ積極的に動いたほうがよいのですが、肺塞栓症は手術後の歩き出すときに起こりやすいので、歩き始めの時期については、事前に担当医や看護師によく確認をしておきましょう。

※２〔膵液瘻〕
拡大手術で膵臓周囲のリンパ節を郭清すると、膵液が漏れ出ることがある。膵液が腹膜を冒すと、腹膜炎の原因となる。

※３〔縫合不全〕
消化管をつないだ部分の血行障害などで起こる。また、糖尿病や低栄養の状態があったりすると起こりやすい。点滴で栄養を与え、膿を排出して経過をみるが、再手術が必要なこともある。

※４〔肺塞栓症〕
肺塞栓症は、手術後の患者さんに起こりやすいが、そのほかに、海外旅行、災害による避難生活などでも起こりやすい。かつてはエコノミークラス症候群とも呼ばれていた。

4 手術から退院、通院まで

からだに起こっている変化を正しく理解して、術後の生活に臨みましょう。がんの状態や治療効果などに応じて、通院の間隔は個々に変わってきます。

手術後、退院までのスケジュール

手術直後には、酸素マスクや、手術した場所から出る血液や体液などを排出する管、尿をためる管がからだについています。痛みや傷の状態によっては、からだの動きが制限されますが、徐々にからだを動かすことが可能になるのにあわせて、管を外していきます。

手術後、いつまでも寝ていると血液の循環が悪くなり、筋力も低下するので、なるべく早い時期に歩いて、血液が活発に全身を流れるようにします。血液の循環がよくなることで、合併症としての肺炎を防ぐことにもつながります。

消化管のつないだところ（吻合部）[※1]が治っていることが確認されるまでは、口から食物を摂取できません。それまでは点滴による栄養補給を行いますが、通常、術後4日目くらいから流動食が始まり、段階的に固形食へと移り、消化管を慣らしていきます。

ときとして、食事開始前に縫合した部分に問題がないかどうか、食事がスムーズに通るかどうかなどをX線検査などで確認します。そして順調であれば、おおよそ手術後2～3週間ほどで退院となります。

※1〔吻合部（ふんごうぶ）〕
手術で胃と腸などをつないだところが、術後、一時的にむくむことがあり、食物が通りにくくなる通過障害の原因となる。

いつまで通院すればよいの？

手術後は、定期的にからだの調子を確認していく必要があります。それは、さまざまな後遺症に対する治療や生活指導のためであり、同時に胃がんの再発を発見するためでもあるのです。胃がんの場合、がんの再発を早期発見してもかならず治せるわけではありません。しかし、自分の病状を知っておくことは大切です。また、残した胃に新しくがんができてくることも珍しくありません。胃がんになったからといって、ほかのがんになりやすいわけではありませんが、胃がんの手術をした人でも一般がん検診を受け続けることが大切です。

通院の頻度は、もともとのがんの進み具合によって、また、手術後、順調に回復して退院した人と、化学療法を施さなくてはならなかった人とでは違ってきます。外来で抗がん剤を使用する人は、副作用のチェックをしながら治療を行うため、比較的短い間隔で血液検査などを行うことになります。再発の危険性が高いほど頻繁に通院することになると思ってください。

目安としては、再発の可能性が大変低い病期Ⅰでは、3年間は半年ごと、その後は1年に1回で十分です。血液検査、胸部X線検査、腹部超音波検査、残した胃の内視鏡検査、腹部CT検査などを行います。病期ⅡからⅢでは、2年間は3か月ごと、その後は半年に1回行います。

年数がたってからですが、胃を全摘した場合は、血液をつくるのに必要なビタミンB_{12}が不足するので定期的に錠剤か注射で補充する必要があります（105ページ）。

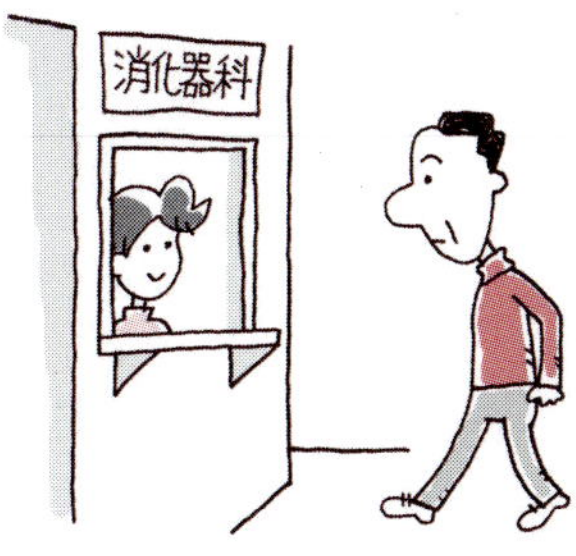

手術後も定期的な受診が必要です。

5 退院後の生活の注意

胃を切除すると、胃袋そのものは元には戻りませんが、時間の経過とともに徐々に生活を元に戻すことができます。

規則正しく、徐々に、段階的に

胃がんの進行具合、年齢や手術内容などによって入院期間が違いますが、入院期間が短いと退院後の回復も早く、入院期間が長いと退院後の回復にも時間がかかります。内視鏡治療を受けた場合は、胃の機能が損なわれることがないので、早めに体力が回復し、食事も治療前と同じように摂(と)ることができます。

しかし、胃を切除した場合には、食物を消化・吸収する機能が低下したり、失われたりすることで、さまざまな症状、つまり何らかの後遺症を抱え込みながら、徐々に回復させていくのを目ざすことになります。その都度自分なりの対応を見つけていくことが重要です。食事や体力の不安が解消してくれば、外食や旅行に出かけるなど、行動範囲を広げて生活を楽しめるようになります。

手術後の生活でもっとも大切なのは、睡眠を十分にとって規則正しい食事を心がけ、一定の生活リズムをつくるようにすることです。それがまた、さまざまな後遺症の予防にもなります。手術前の生活に戻るのが目標ですが、退院直後は、あせらず疲れたら横になる時間[※1]をつくるなど、入院中の日課を取り入れた生活スケジュールからスタートさせるのがよいでしょう。

※1〔疲れたら横になる〕 胃を切除した人では、手術後障害としての貧血などさまざまな理由で、疲労感、全身倦怠感(ぜんしんけんたいかん)を感じやすい。ただし、食事の直後は食べた物の逆流が起こりやすいので、すぐに横にならないように注意する。

体重を回復させるには

体重の変化は、術後の状態を知るよい目安になりますが、通常、誰でも減ってしまいますので、神経質になる必要はありません。手術後は多くの人が数キロ程度は減ってしまうもので、手術後2年間はあまり増えない人がほとんどです。食事が順調に進んでいれば問題はありません。むしろ、食事の仕方に気をつけて、体力の維持に努めましょう（１０８ページ）。

適度な運動を積極的に

食事に注意するだけでなく、むりをしない程度の毎日の軽い運動によっても、体力の維持に努めましょう。適度な運動は、血液の循環をよくして入院生活で弱くなった筋力の回復にも役立ち、ストレスの発散にもなります。

運動の取り入れ方は、段階的に進めてください。まずは、家の中でまめにからだを動かし、家の周りの散歩も始めます。少しずつ散歩の距離を伸ばしましょう。体調に合わせて軽めのジョギングや水泳などのスポーツを取り入れるのもよいでしょう。ただし、6か月間は腹筋※2を使う激しい運動は控えます。

ともすると回復を急ぎがちですが、1日1日は変化がないようでも、1か月、2か月単位で捉えればよい方向に向かっています。気長にゆっくり治しましょう。病気のことを思い詰めたり、回復をあせったりして、ストレスをため込まないようにしたいものです。

※２〈腹筋〉
開腹手術を受けた人では、おへその周囲に手術の傷ができ、痛みがあったり、腹筋に力が入りにくかったりすることがある。日常生活でも上体を起こすときには、むりをせず、うつぶせに姿勢を変え、両手をついてから起き上がるようにする。

6

胃が残っている人は定期的検査を

手術後、残った胃にがんが再び発生することもあります。治療が終わったと油断しないで、定期的な検査を受けることが大切です。

残った胃に新たながんが発生することも

胃を手術して完治したからといって、二度と胃がんができないというわけではありません。胃が残っている限り、そこにがんが新たに発生する可能性があるのです（二次がん）。

もちろん、胃を全部摘出した場合には、すでに胃がんが発生しやすい場所は切除されているので、がんは発生しません。しかし、初めの胃がんが早期発見できたため、手術をした後も長生きできるようになって20年後などに、手術で残した胃にがんが発見されることがあります（残胃がん）。

本来、胃の中は胃酸の分泌によって高い酸性度が保たれていますが、胃を切除した場合には胃酸の分泌が減少しています。そこに十二指腸からアルカリ性の内容物[※1]が逆流してくると、胃粘膜が刺激を受けて炎症を起こすことがあります。また、肝臓から十二指腸に分泌されてくる胆汁（たんじゅう）には、食物の消化吸収を助ける胆汁酸が含まれているので、その胆汁酸が胃粘膜を傷害するのではないかとも考えられています。残った胃にがんが発生するのは、こうした刺激が原因と考える研究者もいますが、まだ明らかにはなっていません。

※1（アルカリ性の内容物）
食物は、胃酸の影響を中和するために、十二指腸でアルカリ性の膵液（すいえき）と混ざり合い、消化を進める。胃切除後は、アルカリ性となった腸の内容物が残胃へ逆流することがある。

油断しないで定期検査を忘れずに

残胃がんは、進行がんとして見つかることが少なくありません。これは、胃がんが治ったと思い込み、定期検査を怠ってしまうことが原因と考えられます。さらに残った胃は、手術の影響で多少変形していることがあり、検査でがんを見つけにくいことも要因のひとつと考えられます。

胃がんの手術を受けたら、その後も担当医の指示どおりに定期検査を受けて、もし発生しても早期に発見できるようにしたいものです。手術後の胃を詳しく調べるには、X線検査では技術的に困難なので、内視鏡検査で調べましょう。もしがんが見つかった場合、基本的には通常の胃がんと同じ治療を行い、早期であれば内視鏡治療ですむこともあります。そのためにも定期検査として、1年に1回は内視鏡検査を受けておくという考え方でよいでしょう。術後5年たって、再発のおそれがなくなっても、普通の人が早期発見のために定期検診を受けるのと同様に、残った胃の検査は続けたいものです。

また、手術後は、残胃再発の可能性もあります。残っていた胃に再び、がんが増殖してくるものです。

これは、手術時にがん細胞の取り残しがあったり、複数のがんが微小なものとしてできていたりした可能性などが考えられますが、定期検査でいち早く発見できれば、完全切除できる場合があります。そのためにも、術後の定期検査は怠らないようにしましょう。

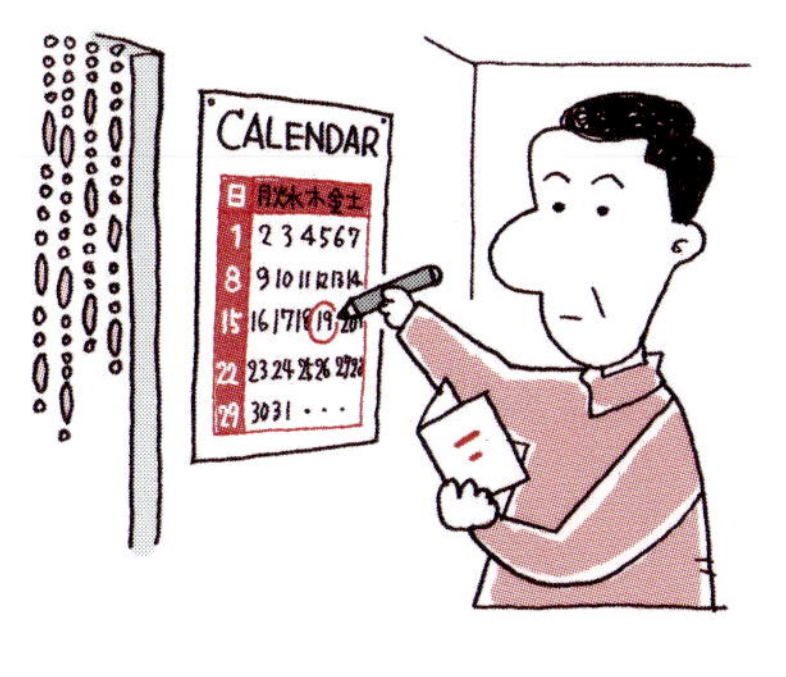

定期的な検査はかならず受けましょう。

7 検査の時期と内容

胃がんの再発・転移の発見のために必要な検査や診断はさまざまです。どのようなものがあるのか知っておきましょう。

再発を発見するために

手術の時点で、胃がんがどの程度進行していたかによって、再発の可能性は違ってきます。早期がんであればあるほど、再発の心配は少ないと考えてよいでしょう。しかし、再発を予測し、防ぐのは大変に難しいのが現状です。

再発に関してもっとも重要なのは、定期検査をきちんと受けることです。検査時期の目安は、再発の可能性が低い病期I[※1]では、1年に1～2度は検査します。採血、胸部X線、腹部超音波、残胃の内視鏡検査、腹部CT検査などが必要です。病期IIからIIIでは、初めは1か月から3、4か月ごとに検査します。病状が落ち着いてきたら6か月から1年ごとで定期的に検査しましょう。

検査の内容は、再発の有無を調べるものと、胃切除後の後遺症の有無を調べるものが中心になります。

◎**血液検査**　腫瘍（しゅよう）マーカーを確認して再発の可能性を調べます。また、術後の後遺症としての貧血の有無や栄養状態を調べますが、ビリルビン値[※2]が上昇したり、胆道系の酵素の値が上昇したりした場合には、肝門部（かんもんぶ）[※3]（肝臓の中の管が集まった部位）への転移が疑われます。肝門部に転移すると胆管[※4]が圧迫され、胆汁の流れが悪くなっ

※1〈病期Iの定期検査〉
病期Iのうち内視鏡手術で切除できた場合、術後にピロリ菌検査を行い、陽性の場合は除菌治療を受ける。また、年に1～2回の内視鏡検査を受けることが望ましいと『胃癌治療ガイドライン』ではされている。

※2〈ビリルビン値〉
黄疸（おうだん）の有無や種類を判別して、肝臓に異常がないかを調べるための検査。ビリルビンは、古くなっ

て酵素の値が高くなります。

◎腫瘍マーカー検査　がん細胞がつくり出す物質（腫瘍マーカー）が、血液中に出てきていないかどうかを調べる検査です。ただし、がんが大きくなって血液中に相当量の物質が流れ込まないと、腫瘍マーカーの値が上昇しないので、早期発見にはあまり役立ちません。しかし、手術や抗がん剤治療の効果を知る指標として利用することができます。

たとえば、手術でがん細胞を切除できた場合には、術後に腫瘍マーカーが減少して基準値に戻ることがあります。もし基準値に戻らず、値が高い場合には、がんがどこかに残っている可能性を示しています。また、再発して腫瘍マーカーが上昇してきても、抗がん剤治療を行った結果、値が下がれば、抗がん剤が有効に作用したと考えられます。ですから、手術後は、定期的に腫瘍マーカーを検査して、値が上昇してくるようであれば「新たにがんができたのではないか」「再発したのではないか」といった可能性を疑います。腫瘍マーカーだけでは、どこにどのような病変があるのかはわかりませんが、画像診断などを加えることで、確認することができます。

がんの種類によって、腫瘍マーカーは違ってきます。胃がんの場合は、ＣＥＡ、ＣＡ19－9、ＣＡ72－4がおもなものです。ただし、胃がんによってはＣＥＡをまったく産生しないものもあり、ＣＡ19－9がとくに高い値になる胃がんもあります。

◎胸部Ｘ線撮影　肺への転移がないか調べます。しかし、Ｘ線の画像だけでは診断しきれないことが多いので、ＣＴ検査などが必要になることもあります。

た赤血球からつくられる黄色い色素で、黄疸になるとからだが黄色くなるのは、ビリルビンが血液中に増えるため。肝臓のはたらきが衰えると、ビリルビンが利用されなくなり、ビリルビン値が高くなる。また、肝臓でつくられる胆汁の流れが悪くなると、胆汁中のビリルビンが血液中に逆流し、値が高くなる。

※３〈胆道系の酵素〉　たんぱく質を分解する酵素のＬＡＰ、γ（ガンマ）－ＧＴＰなどの数値の上昇からも胆道の通過障害が推測される。

※４〈胆汁（たんじゅう）〉　肝臓でつくられた胆汁は、含まれている胆汁酸が脂肪分を乳化して消化しやすい形にするなど、消化吸収に重要なはたらきをする。胆汁は肝臓から胆管に排出され、途中、胆のうで蓄えられた後、十二指腸に流れている。この流れの道筋を胆道という。

◎**腹部超音波検査**　超音波は空気中ではほとんど伝わらず、液体と固体を媒体として伝わっていきます。超音波が人体に入ると、臓器の状況によって変化した反射波（エコー）が戻ってきます。それを画像化し、臓器の中で起こっている異常を診断する検査です。繰り返し行っても人体に悪影響がありません。また、動いているものを解析できるのが特徴で、消化管の運動もわかります。

欠点は、空気（腸管内のガスなど）があるとそこで音波が遮断されてしまい、画像が悪くなってしまうことです。肝臓、胆のう、膵臓（すいぞう）などの異常を調べることができ、生検※5の併用も可能です。

◎**腹部CT検査**　あらゆる角度からX線を照射し、得られた情報をコンピューターで処理した画像を見て診断する検査です。

最近のCTは、検査したい臓器やその周辺をミリ単位の断層写真として観察することができ、造影剤を使う場合と使わない場合とがあります。造影剤を使う場合では、細い血管の流れまでよくわかります。

断面像ばかりでなく、臓器や血管を立体画像に示すこともできます。がんの有無だけでなく、がんができている部位、大きさ、個数などを確認でき、生検の併用も可能です。

◎**内視鏡検査**　残った胃に、手術後の後遺症としての炎症などがないかどうかを調べます。

手術した場所に再発してくる局所再発を発見するためにも必要な検査です。切除時の病理診断で切除断端にがんが見つからなかった場合は、残った胃に再発するこ

※5〔生検〕
超音波やCT検査で心配な影が見つかったときは、診断を確実なものにするために、超音波やCTの画像を見ながら心配な部位を細い針で刺し、採取した組織の一部を顕微鏡で観察することも可能。これを超音波生検、CTガイド下生検という。

とはほとんどありません。しかし、切除断端にがんがまだあった場合では、再発することがあるので、定期的に内視鏡検査を受けて、生検も行います。

手術時の診断でがんの深さが粘膜内にとどまっていた場合は、もし再発が見つかっても、早期発見であれば、がんは粘膜にとどまっています。したがって、再度内視鏡治療で根治することが可能になってきます。

ピロリ菌検査と除菌治療

胃がんの原因として注目されているのが、ピロリ菌の感染です。早期胃がんを内視鏡治療で切除した場合、胃がんの再発を防ぐため、術後にピロリ菌の検査と治療が行われます。

ピロリ菌の検査には、次のような検査法があります。ピロリ菌発見のためには、尿素呼気試験と便中抗原検査がより精度が高い方法とされていますが、胃がんを見つけるためにも、まずは内視鏡検査から行われます。

◎内視鏡検査 内視鏡によって胃粘膜を観察します。粘膜の萎縮など、感染の疑いがある場合は、組織を採取してピロリ菌の存在を調べます。

◎尿素呼気試験 ふだんの状態の呼気と、検査薬を飲んだ後の呼気を比較して判定します。ピロリ菌は尿素をアンモニアと二酸化炭素に分解することから、二酸化炭素の量が増加していれば陽性となります。

◎便中抗原検査 便とともに排泄されたピロリ菌がいるか、便を調べます。

陽性と判定された場合は、ピロリ菌の除菌治療が行われます。除菌には2種類の抗生剤と胃酸分泌抑制薬を7日間服用し、服用後4週間後に尿素呼気試験などで除菌を確認します。除菌が確認できなかった場合、薬剤を変更して除菌を繰り返します。除菌治療の副作用として、軟便、下痢が起こることがあります。

除菌に成功後も、胃がんの発生がないか、定期的に内視鏡検査を受けましょう。

8 胃手術後障害と対策

食物を消化・分解するという胃のはたらきが低下したり失われたりすることにより、さまざまな症状が起こってきます。

食事に関係するさまざまな障害

食物を消化・分解し、一時的にためておくという胃のはたらきが損なわれると、さまざまな障害が起こってきます。

◎ダンピング症候群　手術によって、胃が小さくなったり、胃がなくなったりすると、それまで胃の中で撹拌[※1]されて、少しずつ腸に移動していた食物が、いっきに小腸内に流れ込みます。

ダンピングとは、「急速に墜落する」という意味です。そのために起きてくるさまざまな症状をダンピング症候群といいます。すべての人に起こるわけではありませんが、起こっている人は、これは、からだが新しい環境に慣れるまでにかならず通らなくてはならない道のりのひとつと考えましょう。からだが徐々に慣れてくるにつれ、症状も薄らいでくることが多いのです。病気というわけではないので、あせらず、まず薬に頼らずに食生活の工夫で乗りきりましょう。

症状の現れる時間によって、早期と晩期に分けられます。

①早期ダンピング症状　食事中から食後30分以内に起こります。食物が胃の中で薄められずに、高濃度のまま腸にどっと流れ込むため、その浸透圧に反応して多量の

※1〔撹拌（かくはん）〕
胃の筋層は平滑筋でできており、縦走筋、輪走筋、斜走筋という3種類の方向に走行する筋肉が組み合わさり、胃に入ってきた食物をかき混ぜる動きをする。

腸液が急激に分泌されたり、消化管ホルモンが過剰分泌されて血液が毛細血管に移動したり、全身を巡る血液が相対的に不足したりして起こります。

症状は、低血圧、発汗、めまい、動悸（どうき）、脱力感などです。同時に、腸液や腸管内に移動した毛細血管の水分によって腸が水ぶくれ状態になり、腹鳴※2（おなかがゴロゴロ鳴る）などの腹部症状が起こります。急激に小腸運動が活発になるために腹痛もともないます。消化されていない食物は、腸で吸収されずに素通りし、下痢便となって排泄（はいせつ）されます。

対策としては、食事の回数を増やし、1回の量を減らして少量ずつをゆっくり食べるようにして、腸へ流れていく食物の速度を調節します。口の中のものがなくなるまでを目安に、よくかむようにします。

ご飯、パン、うどんなどの炭水化物（糖質）や甘いものはとくに吸収が速く、いちどに小腸に入って急速に小腸壁から糖として吸収されると、めまいなどが起こりやすくなります。吸収のゆっくりしたたんぱく質や脂肪分を多めに摂（と）るなど、食事のバランスを心がけましょう。食事中の水分は控え、お茶づけなどの流し込むような食べ方は避けましょう。

②晩期ダンピング症状　食後2～3時

●胃手術後に起こるおもな障害

早期
術後の出血
縫合不全（89ページ）
吻合部の通過障害（90ページ）
腸閉塞（104ページ）
膵液瘻（89ページ）
後期
ダンピング症候群（100ページ）
逆流性食道炎（102ページ）
輸入脚症候群（103ページ）
胃切除後貧血（105ページ）
骨障害（105ページ）
胃手術後胆石症（106ページ）
下痢・便秘

※2〔腹鳴（ふくめい）〕　小腸や大腸の中のガスが、飲食物や消化液などと混ざり合う際にゴロゴロと鳴る。一般的には、空腹時によく聞かれる。

間後に起こります。食後に腸にどんどん食物が流れ込み、消化吸収されると、血液中の血糖値[※3]は急激に上昇します。すると血糖値を下げるホルモンであるインスリンが大量に分泌され、一定時間後には血糖値が下がり始めます。しかし、そのころには食物の糖分は吸収された後なので、血糖値はどんどん下がり、低血糖状態になってしまいます。そうして突然、脱力感、冷や汗、倦怠感、めまい、手や指の震えなどの低血糖症の症状が起こります。

対策としては、食後2~3時間たったころに、症状が現れやすいので、そのころにおやつを食べる習慣にするとよいでしょう。糖分を含む飴（ブドウ糖の飴がベスト）やチョコレート、ビスケットなどを摂ると、血糖値が下がりすぎるのを防げます。症状が現れた場合も、糖分を補えば症状は治まります。食事の際は、炭水化物（糖質）ばかりに偏らないようにします。糖質は吸収が速く、食後の血糖値を高くし、反応性の低血糖が起こりやすくなります。

◎逆流性食道炎　手術によって、胃の入り口である噴門や、出口である幽門が本来もっている、逆流を防止する機能が損なわれるために起こってくる症状です。酸性の胃液や極めて刺激の強いアルカリ性の十二指腸液[※4]（胆汁、膵液）が食道に逆流してきて、炎症を起こしてしまいます。

自覚症状としては、食後や就寝中に苦い液（腸液）や酸っぱい液（胃液）が口のほうに上がってきて、胸焼けを感じたり、のどや胸に焼け火箸をあてられたような痛みを感じたりします。食道の粘膜の構造は、胃粘膜のように胃液や腸液から守られていないので、非常に強い酸性の胃液やアルカリ性の腸液が逆流してくると、炎

※3〔血糖値〕
血糖（血液中のブドウ糖）は、エネルギー源としてたえず消費されているが、肝臓や筋肉などに蓄えられているグリコーゲンという物質からブドウ糖が合成され、いつも一定の濃度を保っている。食事を摂ると、食物に含まれる糖質からブドウ糖が合成され、血糖値が上昇するが、2時間もすると基準範囲に戻る。

※4〔十二指腸液（胆汁、膵液）〕
肝臓では、脂肪の消化吸収を助ける胆汁を、膵臓ではさまざまな消化酵素を含む膵液をつくり出している。食物が胃から十二指腸に達するとそれに反応して、いったん胆のうという臓器で濃縮された胆汁、膵臓から膵液が分泌される。どちらも消化吸収には欠かせない大事なはたらきをしている。

症を起こし、場合によっては、びらんや潰瘍（かいよう）（ただれた状態）を起こすこともあります。胃全摘術や噴門側胃切除術を受けた人に多くみられます。

逆流を防ぐには、夕食は就寝の２〜４時間以上前に摂るようにし、夜間には消化に時間がかかる脂肪分の多い食事は控えます。食後すぐに横になるのは避け、もし横になる場合は上半身を少し高くした状態を保ちます。就寝時は、枕（まくら）などを使って上半身を20度くらいの高さにして寝るのもひとつの方法です。消化液が逆流してきたら、水を飲んでみるとよいでしょう。リンゴを食べると粘膜保護作用のあるペクチン[※5]の効果で胸焼けが治まることもあります。

症状の程度によっては、粘膜保護薬、胃酸を中和する薬剤、有害な酵素の作用を止める酵素阻害薬などを服用してようすをみます。薬剤を使っても長期間、強い症状が続く場合は、再手術をして、消化管の再建法を改善することもあります。

◎輸入脚（ゆにゅうきゃく）症候群　手術法が原因で起こる後遺症です。胃を切除した後の消化管再建術にビルロートⅡ法という方法があります。十二指腸の端は閉じてしまい、残った胃と空腸をつなぎ合わせるものですが、この手術で持ち上がった形になった十二指腸を輸入脚と呼びます。ここに膵液や胆汁などがたまって、胃に逆流して嘔吐（おうと）などを起こします。

おなかが張って痛くなり、急に苦い液（胆汁など）を吐いたりします。輸入脚が長すぎたり短すぎたり、癒着があったりすると、症状が起こってきます。最近は、このビルロートⅡ再建術を行うことが少なくなっているので、このタイプの輸入脚症候群もほとんどみられなくなりました。

※５〔ペクチン〕
果物に含まれる食物繊維の一種で、不溶性から水溶性に変化する性質がある。血糖の上昇を防ぎ、コレステロールの吸収を阻害するはたらきなどもある。リンゴのほかに、ミカン、オレンジなどにも多く含まれる。

◎**腸閉塞**　手術後、腸の内容物の流れが悪くなって、便やガスが出なくなってしまう状態です。

もともと胃の周辺には大網という膜があり、臓器とおなかの壁が直接接着しないようになっています。手術の際に、リンパ節を切除するためにこの大網も同時に切除すると、大網によるガードがなくなるので、腸がむき出しになってしまい、おなかの壁の傷にくっつきやすくなります。ただし、早期がんでは大網を温存する手術を行うので、腸が傷に癒着する心配はあまりありません。また、腸はいつも比較的自由に向きや位置を変えて動いているので、その結果、腸どうしがくっついたり、腸がほかの臓器とくっついたりすることも起こります。腸が癒着を起こすと、狭くなったところで食物が詰まってしまいます。ときには腸がねじれて、食物の流れが完全に止まってしまうこともあります。

多くの場合は、絶食すると自然に治りますが、ときには癒着部分をはがしたり、ねじれを治したりする手術が必要になります。

腸がねじれて血管まで締め付けられると、時間とともに腸が壊死[※6]し、腸に穴があいて、大変危険な状態になります。吐き気や嘔吐に加えて腹痛が強い場合には、かならず受診しましょう。

対策としては、食べすぎたときに起こりやすいので、体調がよくなったからといって食べすぎず、適量を守りましょう。こんにゃく、わかめ、のりなどの消化しにくく、腸壁に張り付きやすいものを食べたときにも起こりやすいので、細かく刻むなど、調理法を工夫しましょう。

※6〔壊死〕
組織が死滅すること。壊死した腸管は腐敗して、腹膜炎の原因となる。

代謝に関係するさまざまな障害

胃のはたらきが損なわれたために、栄養素の吸収障害も起こることがあります。

◎胃切除後貧血　胃の切除により、胃がなくなったり小さくなったりしたため、鉄分やビタミンB_{12}[※7]の吸収が悪くなって貧血を起こします。血液中の赤血球には、全身に酸素を運ぶ役目を担っているヘモグロビンという成分が含まれています。このヘモグロビンをつくるには鉄分が必要です。ですから、その鉄分が不足すると、ヘモグロビンの量が少なくなって酸素不足の状態、つまり貧血が起こります。息切れや動悸を感じやすく、疲れやすくなります。

ビタミンB_{12}という成分もまた、赤血球がつくられる際に必要なものなので、不足すると貧血につながります。ただし、胃を全部摘出した人は、手術後5〜6年に、ビタミンB_{12}の体内の蓄えがなくなって貧血が起こります。胃が少しでも残っている人には、ほとんど起こりません。

対策としては、定期的に血液検査を受け、からだの状態を把握することが大切です。また、鉄分を食事によって補うようにします。鉄分を多く含む食品は、肉、魚、貝類、レバー（とくに豚レバー）、大豆製品、緑黄色野菜などです。食事だけでは十分摂れない場合には、鉄剤を飲むと3か月ほどで正常に戻ります。ビタミンB_{12}不足は食事療法では補えません。継続的に補充していく必要があります。毎日ビタミンB_{12}剤を飲むか、6か月に1回注射によって補充します。

◎骨障害（こつしょうがい）　カルシウムは本来、胃の粘膜から分泌される胃酸でイオン化され、小腸

※7〔ビタミンB_{12}〕
胃壁から分泌されるたんぱく質と結合することで、小腸で吸収される。腸内細菌によっても合成され、食品では、レバーやカキに豊富に含まれるが、野菜や果物には含まれていない。

に移動してそこで吸収されます。しかし、胃を切除した後は胃酸がはたらく工程が省かれて、吸収しにくくなります。血液中のカルシウムが不足すると、不足分を補おうと骨からカルシウムが溶け出すようになり、結果的に骨量低下の状態になります。骨が弱くなり、骨折しやすくなります。とくに女性は注意が必要です。

初期には、腰や手足の痛み、こむら返りなどの症状が現れます。この段階で、骨の脆弱化(ぜいじゃくか)を食い止めることが大切です。

手術後は定期的に骨量を測定し、血液検査と尿検査で骨代謝マーカー※8を測定します。胃切除後の骨障害と判断されたら、必要に応じて骨の融解を食い止める骨代謝改善薬や、カルシウムの吸収を促す作用がある活性型ビタミンD剤の使用が望ましいといわれています。食生活でも、小魚や乳製品を利用してカルシウムを積極的に補給しましょう。バランスのよい食事とともに、筋力を鍛えて、骨を支えるための運動も大切です。

◎胃手術後胆石症　胆のうは、肝臓でできた胆汁をためて濃縮するはたらきをしています。胆管を介して十二指腸につながっていて、脂肪を含んだ食物が十二指腸に流れてきたときに、ためていた胆汁を十二指腸に放出して消化吸収を助けます。

胃を摘出する際には、周囲のリンパ節も切除するので、胆のうの神経も一緒に切ってしまうのですが、そのために、胆のうのはたらきが悪くなり、炎症を起こしたり、年月が経つと胆のう内に結石ができたりすることがあります。そこで、広い範囲のリンパ節を郭清(かくせい)して胆のうの神経を切った場合には、胆石の予防のために胆のうを切除することもあります。

※8〔骨代謝マーカー〕　骨には、骨を壊す破骨細胞と、新しい骨をつくる骨芽細胞がある。血液と尿を調べることで、それぞれの細胞のバランスがわかり、現在と先々の骨の健康状態を知ることができる。

胃がん手術後の感染症対策

胃がんの手術によって体力が低下すると、ふだん身の回りにいる菌やウイルスなどの病原微生物によって、感染症を起こしてしまうことがあります。さらに、手術後に抗がん剤の治療を受けている場合にも注意が必要です。

感染症としては、肺炎やむし歯、感染性腸炎などがあります。

肺炎では、食べ物が気道に入り込んで起こる誤嚥性肺炎があります。これは、口の中にすんでいる細菌が肺に入って増殖するもので、高齢者によくみられます。また、むし歯や歯周病も、口の中の細菌が引き起こす感染症です。放置していると菌がほかの部位に移って感染が広がり、重症化することがあるので注意が必要です。感染性腸炎は、殺菌作用のある胃酸の分泌が減ることで、食べ物と一緒に腸内に入った細菌などが感染を起こすことがあります。

このほかにも、いろいろな部位で感染症を起こしやすくなります。いったんかかると治りにくく、悪化しやすい傾向があります。症状が重い場合には、ただちに受診しましょう。

感染症が疑われる症状

①38℃以上の発熱
②咳、寒け、震え
③歯肉痛、むし歯、口内炎
④腹痛をともなう下痢

日常生活での注意点

室内は清潔を心がけましょう。また、ふだんから家族も感染症に注意するようにしてもらいましょう。

・せっけんなどを使って、まめに手を洗うようにしましょう。
・食事の前後や薬を飲む前後、外出から戻ったら、うがいをしっかり行いましょう。
・むし歯はできる限り、治療前に治しておきましょう。
・毎食後と寝る前の歯磨きを習慣づけて、口の中をきれいにしておきます。やわらかい歯ブラシと刺激の弱い歯磨き剤で、歯肉を傷つけないように磨きます。とくに口内炎ができたときは、口腔内を刺激するものは避けましょう。
・なるべくシャワーや入浴を丁寧にして、からだの清潔を保ちます。
・食事は、調理後すぐ摂るようにして、作り置きの料理には注意しましょう。生ものは鮮度に注意して、心配な場合には火を通すようにしましょう。
・毎日、室内を掃除するようにします。植物やペットは、屋外で世話するようにしましょう。
・外出時にはマスクをしましょう。人ごみや人の多い時間帯の外出は避けるようにしましょう。
・毎日体温を計り、体調の管理に注意しましょう。

9

消化能力が回復するまでの食事

小さくなった胃や、胃がなくなった状態に慣れるまでは、消化のよい食事を心がけ、自分に合った食べ方を見つけていきましょう。

食べる量は回復しても体重が増えないことも

手術後は、胃腸の機能が格段に低下しています。実際、ほとんどの人が「すぐにおなかがいっぱいになる」といった違和感を自覚します。しばらくは消化のよいものを食べ、消化しにくいものは控えましょう。個人差はありますが、1年もすれば、量的にも嗜好的にも食べ方に慣れてきて、食事量[※1]は少なくても、ある程度満足できる状態に戻れます。

しかし一方で、食べる量は回復しても、なかなか体重が増えなくなる傾向があります。これは、胃切除後は胃酸や消化液が減少、もしくは分泌されないことになり、消化が手術前のようにはいかなくなるためです。結果的に、腸で栄養が吸収されにくくなり、栄養障害や体重減少につながります。ただし、これについては、腸が胃の失った消化などの能力をある程度補ってくれます。体重は増えなくても、食事量[※1]が足りていれば問題はありません。

もし、食べられない状況が続くようなら、消化管のどこかが狭窄している（狭まっている）ことなどが考えられるので、いちど受診しましょう。

手術後の食事の摂り方のポイントは、以下のとおりです。個人差が大きいので、

※1〔食事量〕
退院後すぐには、多くは食べられないが、1日に1000～1200㎉くらいから始めるとよい。生活のほとんどを座位で過ごす人の場合の1日に摂りたいエネルギー量の目安は表のとおり（「日本人の食事摂取基準」2015年版）。

年齢	男性	女性
18～29	2,300	1,650
30～49	2,300	1,750
50～69	2,100	1,650
70歳以上	1,850	1,500

（単位：kcal）

すべてが当てはまるわけではありませんが、食生活のヒントにしてください。食事の摂り方を、新しい胃腸の状態に適応させていくことが大切です。

食べ方で消化管への負担を少なく

①食事時間は規則的に

時間を決めて食べることにより、食物を受け入れる胃腸の態勢が整いやすくなります。術後は排便のリズムが不安定になりがちですが、規則正しい食事のリズムによって便通も安定してきます。

また、夜寝る前に固形物を食べると、睡眠中に消化液が口へ逆流したり、翌朝胸焼けやもたれた感じなどを起こすことがあるので注意しましょう。

②1回の食事量は少なめに、回数を多く

胃を切除して、食物を受け入れる許容量が減ったわけですから、1回の食事量は少なくして、食事の回数を増やすようにします。退院後2～3か月は、1日3食と2～3回の間食[※2]を目安にします。この間食は食事ではなく、おやつと考えてください。3～4か月経ったら3食の食事量を増やし、間食を減らしていきます。いちどに食べられる適量は人それぞれです。少なめから始めて徐々に量を増やし、適量は自分で決めていきましょう。

体重は月日がたたないと増えないことが多いものです。手術後2年間は食事量を増やしても体重が増えない人がほとんどです。体重を増やそうと詰め込んでしまう人がいますが、早く食べると腹痛などを起こしやすいので、むりは禁物です。また、

※2〔間食〕
間食として、高エネルギーでいつでもすぐに食べられるものを用意するとよい。クッキー、飴（あめ）、牛乳、ヨーグルト、チーズ、アイスクリーム、ゼリー、チョコレート、せんべい、カステラ、バナナ、リンゴ、天然果汁のジュースなど。

体調がいいからと、食べすぎないように注意しましょう。元の体重に戻ることが目標ではなく、腹八分目でおいしく食べられることが大切です。

③よくかみながら、ゆっくり食べる

よくかむことで食物は細かくなり、消化酵素を含んだ唾液[※3]も分泌され、ある程度消化も進みます。食物が唾液とよく混ざり合うと、消化管の中でつかえにくくなり、ゆっくり食べることで食物を少しずつ腸に送り出すというはたらきを助けます。料理を楽しむためにも、胃腸の負担を軽くするためにも、よくかみましょう。

よくかむコツは、いちどに口の中に入れる量を減らすことです。そのためには食品を細かく切って食べることが重要です。「ひと口20〜30回を目安によくかみ、少しずつ飲み込むのがコツです」と、書籍などによく記載されていますが、たくさんかむのはなかなか大変です。かむことはもちろん大切ですが、入れる量を減らすほうが容易です。

また、つかえを感じるときは、ゆっくり食べてください。

胃全摘では、食道と腸をつないで消化管を形成します。そのつなぎ目（吻合部）や食道に炎症があると、食物がつかえることがあります。

また、胃切除によって胃の容積が減少し、摂取した食物を貯蔵する機能が低下したり、手術後のために胃のはたらきが悪かったりすると、つかえを感じるようになります。

いちどつかえてしまうと、水を飲んでもつかえた食物の上に重なるだけなので、徐々につかえた食物が下りていくのを待ちましょう。

※3〔唾液〕

唾液には、炭水化物（糖質）を分解する消化酵素のアミラーゼが含まれている。デンプンとして摂取された炭水化物は、口腔では一般的にマルトース（麦芽糖）やデキストリンなどに分解される。唾液の作用とかむ回数を増やすと、さらに小さな糖類に分解することができる。

④大きなかたまりを飲み込まない

開腹手術後では、多くの人の腹部で、手術の傷跡などと小腸が癒着を起こしています。小腸がおなかのあちこちで癒着して、折れ曲がったままになっていたりします。そのうえ、胃の消化機能が低下しているので、大きなかたまりのまま飲み込まれた食物は、小腸の曲がった部分や狭まった部分でつかえてしまうことがあります。

とくに繊維質の多い野菜、きのこ類、海藻類、たけのこ、こんにゃく、大豆や枝豆などは消化されにくく、つかえやすいので、調理のときに小さく切っておきましょう。また、よくかむことも大切です。

⑤食べたらすぐに横にならない

胃が健康な人でもあおむけに寝ると、食べたものがすべて胃の入り口のあたりにとどまってしまいます。この部分は胃の運動がもっとも少ないところなので、食物は胃から出ていかず、自覚症状としては胃がもたれた感じになるわけです。ましてや、手術後は、胃の動きがとても悪くなっているので、食べたものが胃から出ていきやすくなるように気をつけましょう。

胃が一部残っている場合には、食後、座っているか、軽く散歩して、食物が重力に従って小腸へ流れやすい状態をつくってあげましょう。（参照＝国立がん研究センターがん情報サービス「生活・療養〜食生活とがん」）

〔胃全摘した人〕

胃を全部摘出した人で、食後に動悸（どうき）やめまいなどのダンピング症候群を起こす場合には、しばらく横になって、食物がすぐ小腸に流れないようにしたほうがよいケースがある。

10

調理や食材にも気を配って

胃の手術をした人は、量をたくさん食べられませんが、食べてはいけない食品はありません。ただし、特定の食品に偏らないように、バランスも考えましょう。

少しの量でも効果的な食事

胃の切除や全摘した人は、いちどに食べられる量が限られるので、同じ食べるのであれば、少量でも栄養価の高いものを食べたほうがよいわけです。ともすると、手術後は、やわらかく煮た野菜が胃にやさしいと思われがちですが、野菜ばかりではエネルギー量が少なく、体力の回復のためにはかならずしもよくありません。栄養のバランスを考えた食事を摂（と）るようにしましょう。

少量で栄養価の高いものとして、油を使った食品、肉や魚類、ご飯やパン、いも類などがあります。

油ものは、手術後しばらくは下痢や腹痛を起こしやすく、食べにくいのが難点ですが、徐々に慣らしていけば大丈夫です。また、揚げたあと煮る、マリネや南蛮漬（なんばんづ）けにする、マヨネーズを活用するなど調理法を工夫してみましょう。

肉や魚に含まれるたんぱく質※1は、筋肉などのからだを構成する要素となります。小腸での消化にも問題ないので積極的に摂りたい食品です。ただし、食物に付着した細菌を死滅させる作用をもつ胃液の分泌が落ちているので、刺身で下痢を起こすこともあります。新鮮なもの以外は火を通すようにしましょう。卵、牛乳、チーズ

※1〈たんぱく質〉
一般的に1日に必要なたんぱく質（推奨量）は、18歳以上で、男性60g、女性50gとされる（「日本人の食事摂取基準」2015年版より）。

なども効果的な食品です。なかでも牛乳は、たんぱく質だけでなく、脂肪分も多く、水分の摂取もできるのでバランスがよく、理想的な食品のひとつといえます。

ご飯やパン、いも類などからは、エネルギー源となる炭水化物を効率よく摂取できます。ただし、よくかんで、ゆっくり食べないと、ダンピング症候群（１００ページ）による冷や汗、動悸、めまい、脱力などの低血糖症状を起こすことがあるので注意しましょう。

不足に注意したい栄養素

胃切除後はカルシウムの吸収が減少するので（１０５ページ）、カルシウムを多く含む食品を摂るようにしましょう。また、カルシウムの吸収にはビタミンDが必要です。ビタミンDは、食品に含まれる成分をもとに日光によって皮膚でつくられます。適度な日光浴を楽しみましょう。カルシウムは、牛乳、ヨーグルト、チーズ、小魚、大豆製品、緑黄色野菜などに多く含まれています。ビタミンDは、魚類、肉類、卵類、干ししいたけなどに多く含まれています。

胃の切除によって胃酸分泌が減少するため、鉄の吸収が悪くなって、鉄欠乏性貧血を起こすことがあります（１０５ページ）。鉄分を多く含む食品を摂るようにしましょう。鉄分の吸収を助けるはたらきがあるビタミンCも積極的に摂りましょう。鉄分を多く含む食品は、レバー、肉類、貝類、魚類、大豆製品、緑黄色野菜などです。食品で摂取しにくい場合は、サプリメントの利用について担当医に相談してみましょう。

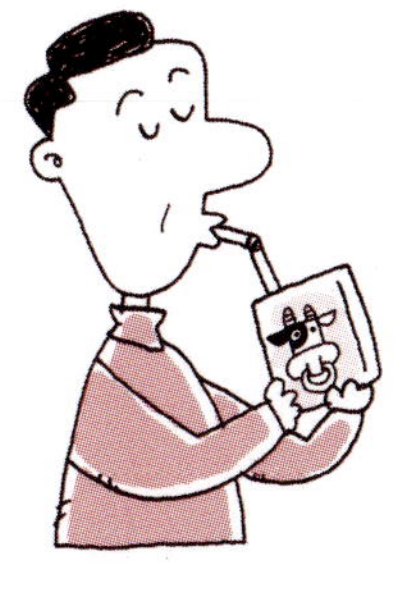

牛乳は、カルシウムとともにたんぱく質、脂肪、水分をバランスよく摂れる。

水分摂取とアルコール

胃切除をしたからといって水分を特別多く摂る必要はありませんが、日々、適度な水分補給を忘れないようにしたいものです。水分を摂るとおなかが張ってしまい食事量がさらに減ってしまう場合には、少し時間をおいて食事するようにしましょう。水分は固形物に比べて吸収が速いので、おなかが張ってもすぐに治まります。ただし、食事中の水分摂取はダンピング症候群（100ページ）を起こしやすいので、少しずつ飲むようにしましょう。とくに食物を水分で流し込むような食べ方は控えましょう。水分も同時に摂れるような、シチューや雑炊、汁物などのメニューを工夫するとよいでしょう。とくに下痢を起こしているときには、スポーツ飲料[※2]などでこまめな水分補給を心がけましょう。

アルコール類[※3]をどうしても飲みたければ、少量ならば飲んでも構いません。ただし、アルコールが小腸に入るとすぐに吸収されるので、血液のアルコール濃度が急に上がるようになります。以前よりも酔いやすい状態になるということを覚えておいてください。飲み始めの時期は担当医と相談して、少しの量から始めましょう。

人によって、炭酸を含む飲料やビール類はおなかが張り、食事を摂りにくくなったり、げっぷが出たりします。これは、健康な人でも同じことですが、胃の手術をした人は、げっぷをうまく出せなくなります。ある程度慣れれば出せるようになるのですが、げっぷをうまく出せないようなら、むりをせずにビール類は控えておきましょう。また、ビールでおなかがふくらみ、その後の食事に影響が出るようなら、

※2〈スポーツ飲料〉
スポーツ飲料には、ナトリウム、マグネシウム、カルシウムなどのミネラル類やビタミン類などが配合されているものやカロリーの高いものもある。

※3〈アルコール〉
日本人男性を対象とした研究で、アルコールは、日本酒換算で2日に1合くらいの飲酒であれば、心筋梗塞の危険を軽減するとの報告がある（厚生労働省「健康日本21」）。

その意味からも控えたいものです。

嗜好品もとくに問題ない

わさびや辛子（からし）などの香辛料は避けたほうがよいと思われがちですが、常識の範囲内で使う分には問題ありません。カレーライスやコーヒーなどもとくに制限する必要はありません。特別に辛いカレーだったり、濃いコーヒーを何杯も飲めば、健康な人でもおなかの調子が悪くなるものです。

調理や盛り付けにひと工夫して

基本的に食べてはいけないものはありません。初めのうちは消化のよい食事を摂るようにしますが、それには食材を小さく刻んだり、蒸したり、やわらかく煮込むなど、調理法を工夫します。からだの状態に合わせて、食べられるものを時間をかけて段階的に増やしていきましょう。少量であっても、主食、主菜、副菜を組み合わせて、食材数を増やすことでバランスのよい食事※4を摂るよう心がけましょう。

吐き気があったり、口内炎があったり、においに敏感になっているときなどは、温かい料理は控え、口当たりのよいものにしましょう。また、味付けが濃くならないように気をつけましょう。

料理は、気に入った器に彩りよく盛り付け、食事を楽しむように演出してみると、食欲を増進させ、消化吸収をよくするのに役立ちます。（参照＝国立がん研究センターがん情報サービス「生活・療養」）

※４〈バランスのよい食事〉
１日のトータルの食事バランスとして「食事バランスガイド」（厚生労働省・農林水産省決定）では、主食・主菜・副菜などの比率をコマの図で提唱している。

11 周囲の人への伝え方や職場復帰のタイミング

就業している患者さんは、周囲の人の理解や協力を得ておきましょう。仕事への復帰は、あせらずに徐々に進めましょう。

周りの人への伝え方を心の中で準備しておく

がんの治療ではほとんどの場合、入院や定期的な通院、自宅療養が必要となるため、仕事や家事、社会活動などはしばらく休むことになります。このため、できれば周囲の人の理解と協力を得ておくとよいでしょう。状況によっては退職を考える場合もあるかもしれませんが、重要な決断は心身の十分な回復を待ってから決めるようにしましょう。

周囲の人の理解を求めるなかで、病気のことや治療内容について聞かれる機会が増えることが予想されます。「病名、治療内容、今の状態、今後の見込み」など、かならずしも詳細に伝える必要はありませんが、聞かれそうなことについては、あらかじめ答えを考えておくと、聞かれたときに動揺しなくてすみます。周囲にどのように伝えるか、家族と話しておくのもよいかもしれません。不安や疑問があったら、担当医や看護師に遠慮なく相談しましょう。

仕事をもつ人向けの制度や情報を集める

就業している患者さんや家族のために、多くの支援制度があります。職場の就業

※1〔産業医〕
企業などの社員の健康管理を行う医師。身体的な健康だけでなく精神的な問題にも対応し、必要なときには事業者に提言を行う。

規則や時短勤務、傷病休暇制度のほかに、高額療養費制度（76ページ）、傷病手当金、介護保険、身体障害者手帳、障害年金、生活保護などの制度を病状に応じて活用できる場合があります。また職場によっては、独自の休業や復職についての就業規則を設けたり、運用上の工夫で柔軟に対応してくれたりする場合があります。

医療機関であればソーシャルワーカーやがん相談支援センターの相談員が相談に対応しています。また、都道府県の産業保健総合支援センターや地域窓口（地域産業保健センター）、労働基準監督署などの総合労働相談コーナー、社会保険労務士などに相談することもできます。職場にも産業医※1や産業保健師など、相談できる専門家がいる場合もありますので必要に応じて相談していきましょう。

復帰は徐々にむりなく

がん治療後の復帰は、あせらずに徐々に進めることが大切です。気力と体力を十分に取り戻すには時間がかかります。職場復帰の時期は、食事のコントロールができ、ある程度まとまった量の食事が摂れるようになったころを目安にします。通常の生活に復帰する前に、図書館で読書や事務作業をしたり、電車やバス、車などに乗ってみるなど、心と体を慣らすためのリハビリを始めてみるとよいでしょう。

仕事に復帰できたといっても、まだまだ十分な体調ではないはずです。最初の3か月くらいは決してむりをしないでください。半日勤務から始める、時差通勤にする、残業はしない、昼食後に十分な休憩をとる、外食や会食は避けるなど、自分に合ったペースで生活スタイルを整えていきましょう。

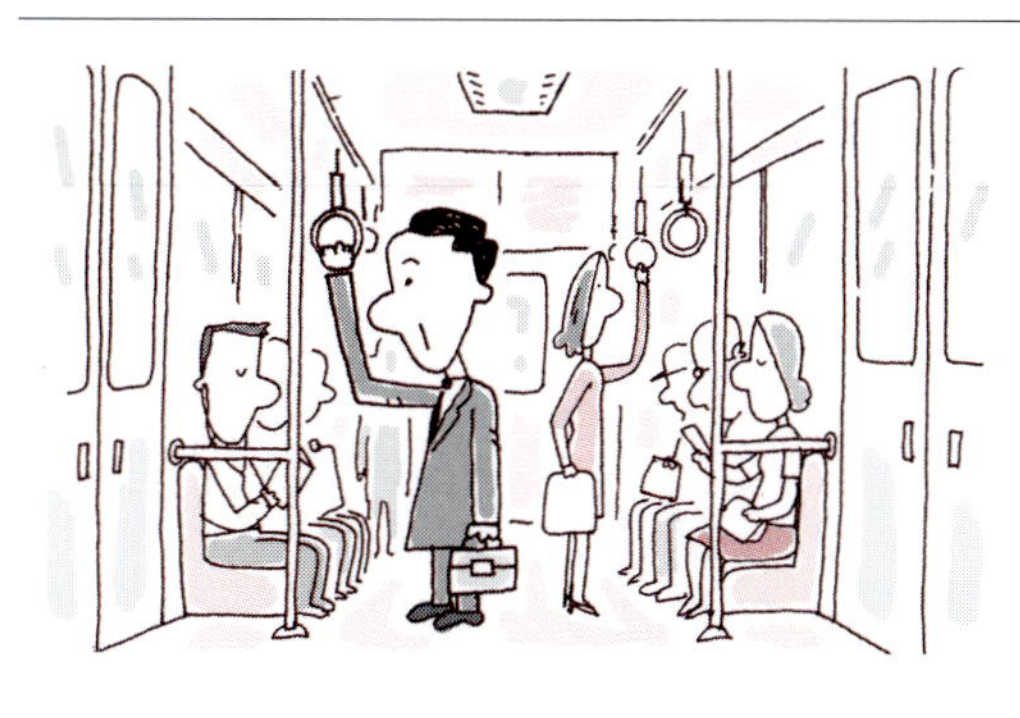

時差通勤など、むりのないレベルから始めましょう。

12 こんなときには担当医に相談を

不安な症状は、早めに医師に相談して解決しましょう。
余計な心配に振り回されずにすみますし、症状が重症化するのを防げます。

気になる症状は、ほうっておかない

退院の際は、担当医と今後の定期受診の予定を相談することになりますが、定期受診の予定が決まったら、かならず受診しましょう。あらかじめカレンダーに記入しておくと忘れずにすみます。手術したから終わり、退院したから終わりというわけではなく、再発・転移の発見のためにも定期的に受診しましょう。

退院してからも、程度の差こそあれ、ほとんどの人がさまざまな合併症などと付き合っていくことになります。そうした日々のなかで、これは何か変だなと感じたときには、我慢をせずに担当医に相談しましょう。

たとえば、食後に強い腹痛や吐き気が続く場合は、腸閉塞（ちょうへいそく）（104ページ）を起こしていることも考えられます。ほうっておくと、腸が壊死（えし）（組織が死滅する）したり、破裂したりすることもあり、命にかかわることがあります。症状がふだんよりも強い場合には、担当医に診察してもらいましょう。

どうしても食が進まないときなどは、食物の通り具合をX線検査で調べ、対応策を検討することもあります。つかえ感がいつまでも改善しないときには、食道と小腸をつなぐ途中で狭まっていることが多く、そこを拡張させる方法を考えます。逆流性食道炎（102ページ）で胸焼けの症状が強いときには、薬の処方が必要な場合もあります。食事や生活習慣に注意しても便秘が改善されない場合は、手術後半年くらいはおなかに力が入らないので、下剤が必要なことがあります。

また、38℃以上の高熱が続く、手術の傷跡に違和感を感じる、短期間に体重が急激に減ってしまったとき、貧血を起こしやすいなどといった症状がある場合にも、正直に相談してみましょう。

◎抗がん剤治療を続けている場合　手術後に、再発を防ぐため、通院しながら抗がん剤治療[※1]を行うことが多くなってきました。副作用の症状がみられたときは、症状によっては速やかに受診する必要があります。

受診の際には、気になっている症状、食事のようすなどについてメモをしておき、医師に伝えましょう。

精神的な不調も見逃さないように

退院後や療養中には、からだの痛みだけでなく、強い不安や気持ちの落ち込みなどの精神的な苦しさに襲われることもあります。

胃を切除したことへの後悔、いらだちや不満、食事のたびに感じる不調、経済的な心配、今後への不安など、こうした気持ちにとらわれると、なかなか抜け出せないこともあります。

精神的苦しさを感じた場合には、担当医を通じて精神腫瘍科医の診療を受けたり、がん相談支援センターや医療相談室などに相談してみてください。

※1〔抗がん剤治療中の注意したい症状〕

抗がん剤治療中に次のような症状が現れたら、担当医に相談を。

①頻繁に吐き気や嘔吐がある。
②嘔吐物に便臭がする、嘔吐物が血液である。
③回数・量に関係なく、食事・水分摂取がまったくできない日が2日以上続く。
④腹痛・腹部の張り、頭痛、発熱、脱力感が激しい。
⑤尿量が少なくなった。
⑥しびれが続く。
⑦息切れや息苦しさ、動悸（どうき）、胸の圧迫感などがある。
⑧下痢、あるいは便秘が続いている。

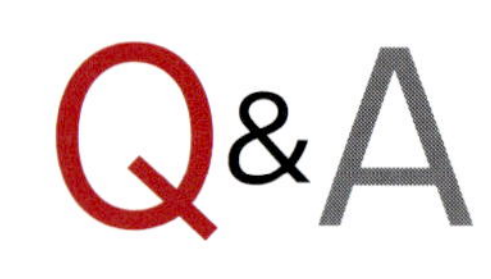

Q 胃を全部摘出する予定です。術後は、食生活の注意点も違ってきますか?

A 胃を全部摘出する場合、食道と空腸をつなぎます。確かに、胃の一部を残す場合と比べて、体力の回復には時間がかかります。全摘手術を受けた人の体重変化をみてみると、個人差はありますが、ある程度食べていても手術直後は、以前の体重から15～20%減少します。2～3か月後から徐々に増えますが微増です。1～3年でようやく元の体重の80～90%程度になります。

注意点は、胃が一部残る人と変わりなく、食物をよくかんで細かく砕いてください。食事には手術前の2～3倍の時間をかけましょう。食道と空腸は直径が短いので、よくかんだものでないと通りにくくなります。

体調がよいと、つい胃のないことを忘れてしまいがちですが、空腸は完全には胃の代わりができません。肉や魚、卵、牛乳や乳製品、大豆製品など、少量でも高カロリー、高たんぱくの食物を中心に、油ものなどを加えて、間食にはヨーグルトやチーズなどを組み合わせて、腹八分目を心がけましょう。

Q 胃を切除しても、揚げ物などを食べても大丈夫なのでしょうか?

A 胃がなくても腸があるので心配ありません。腸は食物を消化するはたらきと吸収する能力があります。しかし腸は、胃に比べると極めて細く、ものをためるはたらきはないので、いちどにたくさんの食物は処理できません。そのため少量ずつ回数を多く食べる必要がありますが、食物にはとくに制限はありません。

揚げ物に多い脂肪の分解に関与するのは膵臓(すいぞう)から分泌される膵液であって、胃を切除したことと脂肪分解とは直接は関係ありません。ただし、手術内容によっては膵液の分泌が少なくなり、消化吸収力が低下しているところに、食物がいきなり腸にどっと流れ込んでしまいます。そのため、下痢をしやすくなります。その意味から過剰な脂肪摂取は避けたほうがよいわけです。食べすぎないようにすれば、問題はありません。少量ずつから食べ始め、ようすをみながら増やしていきましょう。

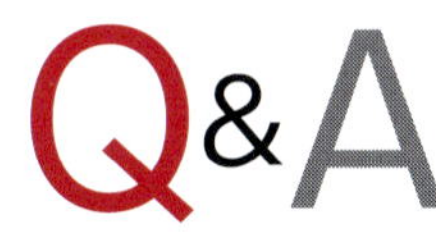

Q 手術の後遺症で困るのが、頻繁に出るおならだと聞きました。何か対策はありますか？

A 障害というほどのものではありませんが、おならがよく出るのは確かです。実際、外出先などで困ることもあるようです。

おならのもとは、おもに口から吸い込んだ空気です。胃手術後は、胃と腸を仕切る幽門（ゆうもん）がない状態が多く、空気はどんどん腸に流れ込んでいきます。本来、空気はげっぷとなって吐き出されるものです。また、腸の中の細菌のバランスが変化し、食物の発酵腐敗によるガスが多量に産生されることもあります。

空気をたくさん吸い込むので、大きく口を開けて食べることは控えましょう。おならを防ぐには、ウォーキングなど、適度な運動をするのがよいでしょう。運動をすると腸の動きが活発になって、異常発酵を減らすことができます。

そもそも、胃がなくなったことで腸の負担が増え、腸の動きが鈍くなってしまいます。それだけガスがたまりやすくなったので、腸の運動を促すのが効果的なのです。どうしても気になるようなら、整腸薬などを処方してもらうとよいでしょう。

Q 一般的なかつらと医療用のかつらはどこが違うのですか？

A 医療用のかつらは、脱毛した頭皮に直接触れることを前提にしてつくられています。医療用とはいえ、種類も品質も豊富にそろっているので、できる限り頭皮への刺激の少ないものを選びましょう。実際にかぶってみて、着け心地を確かめることも大事です。通気が悪いと、発毛の妨げになることもあるので、通気性もチェックしましょう。

価格は数万円から50万円くらいまであり、デパートや美容院、インターネットや通販などでも購入できますが、事前にカウンセリングを受けられるところを利用するほうが安心です。脱毛が進むと、少しずつかつらが緩んできます。そうした先々のことまでも購入時にきちんと説明してくれたり、アフターケアがしっかりしているところを選びましょう。

どこで入手できるのか、利用にあたってどのような注意点があるのかなど、いちど、がん相談支援センターに相談してください。

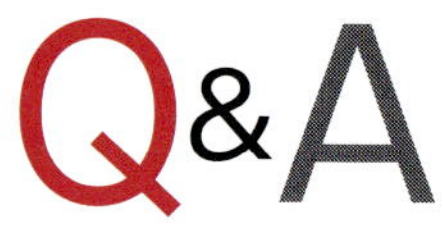

Q 口から栄養が摂れないときは、胃ろう・腸ろう栄養法と呼ばれる手段があるそうですが？

A 口から食事が摂れない、あるいは摂取が不十分という人の栄養状態の維持・改善を図ります。

この方法では、手術や内視鏡によって、腹部の皮膚と胃・腸を結ぶ細い通路（胃ろう・腸ろう）をつくり、通路に器具をはめ込みます。栄養剤を補充するときだけ、器具に管をつなげ、管に専用の栄養剤を流し込んで胃の中に直接送り込みます。ふだんは器具の蓋を閉めておきます。手術は15分程度ですみます。

いわば、もうひとつの口を造設するわけですが、胃を切除した場合などには、空腸に通路をつくります。

この方法の利点は、点滴などで静脈から栄養を摂る方法に比べて、消化管を使うので自然な栄養補給ができるところです。口からの食事と併用し、体力が回復して不要になればいつでも外せて、むりなく食事摂取に移行できます。運動してもじゃまにならないし、お風呂にも入れるなど、ごく普通に日常生活を送れます。

口からの栄養摂取が難しいと予想される場合には、手術と同時に造設します。また、術後に食べられずに栄養障害を引き起こしかねない状態を改善するために造設するなど、さまざまな用い方をします。

●ボタン型

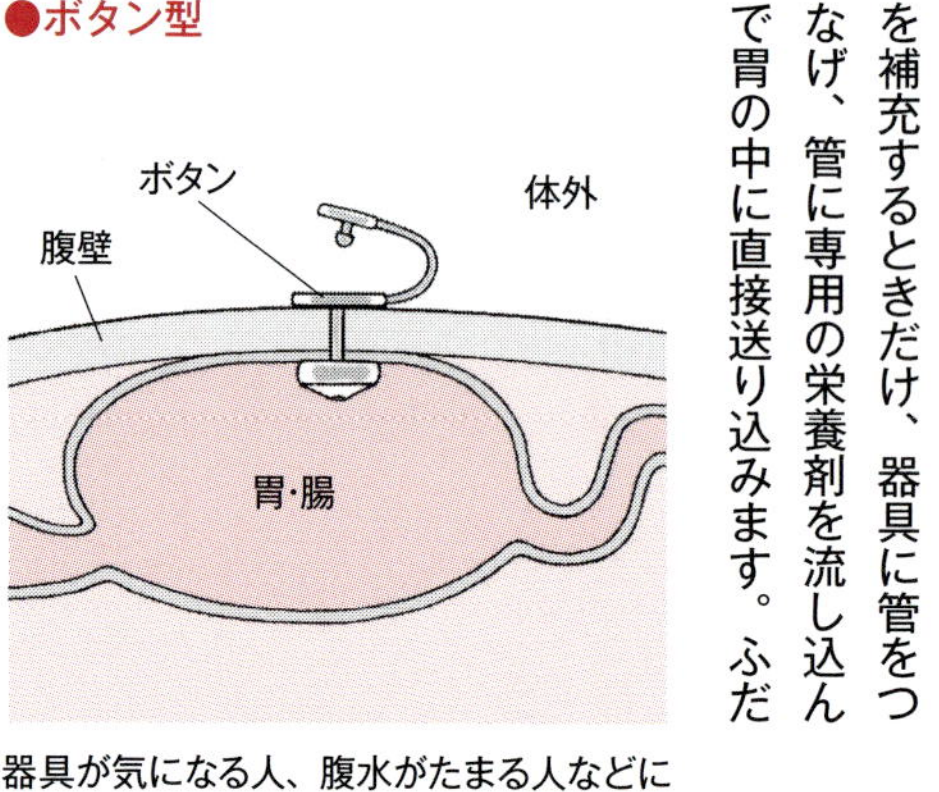

器具が気になる人、腹水がたまる人などにはボタン型が適している。

●チューブ型

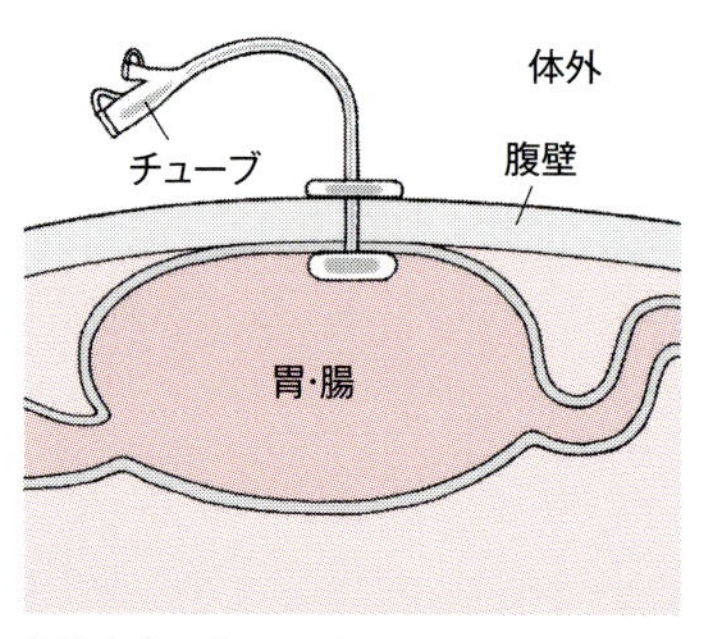

栄養を送る管との接続が簡単だが、使わないときにはじゃまになる。

第4章
胃がんの再発・転移

再発すると完治が難しくなるのが胃がんです。とくに手術後、5年間は注意して生活しましょう。定期的な検査はかならず受けてください。また、胃以外の検査も忘れないようにしましょう。もし、再発した場合には、担当医や家族などともよく相談して、治療・療養の方針を決めていきましょう。

1 再発すると通常完治が難しい

胃がんで亡くなる人の多くは、再発によるものといわれています。再発すると、がんが広がっている可能性が高く、完治が難しくなってしまいます。

再発とは？　転移とは？

手術などで切除して治ったようにみえても、手術した場所やどこかほかの場所に再びがんが現れてくる状態を「再発」といいます。

再発してくるということは、手術の際に、組織や臓器に顕微鏡ではわからないくらい微小ながん細胞が存在していたことを意味します。こうした手術時には確認できなかったがん細胞が、時間の経過とともに大きくなり、検査でわかるようになってきたということです。

「転移」は、がん細胞が発生した場所で大きくなるばかりではなく、離れた場所の臓器に移動して、そこにいわば根城をつくって大きくなることです。移動先で、胃がんと同じ種類のがんが再び出現してくることを「胃がんの転移」といいます。つまり、胃がん手術後に見つかった転移は、再発といいます。

一方で、切除した胃の端にがん細胞が残っていて、胃の吻合部（ふんごうぶ）（胃と小腸などのつなぎ目）に再発することがあります。このように、手術した場所に再発してくることを「局所再発」、がんが腹膜に再発した場合を「腹膜再発」、ほかの臓器に再発した場合を「遠隔転移による再発」といいます。

再発は術後3年以内が多い

最近は、手術でがんの原発巣（最初にがんが発生した場所）を切除した後、検査では発見できない微小ながん細胞があることを想定し、それらをたたいて再発を防ぐために、抗がん剤などによる治療をプラスする術後補助化学療法[※1]を行うようになってきました。がんも微小なうちなら、抗がん剤でやっつけることが可能です。しかし、すべての人に効果を発揮できればよいのですが、実際には、一部の人にしか効き目はありません。結果的につぶしきれなかったがんが、目に見える形の再発となって現れます。

手術の際に、がん細胞がどこかに隠れて存在していた場合には、術後5年以内、多くの場合は3年以内に再発がんとして見つかってきます。ですから、胃がんの治療では、5年たって再発がなければ根治したという考えになるわけです。早期胃がんでは再発しにくく、病期が進むほど再発する確率が高くなります。

再発した場合は、1か所だけではなく、あちこちの部位に重複してがんが現れたり、また、同じ臓器に多発して現れることが多いので、手術ですべてを除去するのは難しいケースがほとんどです。

治療は、抗がん剤[※2]を使う化学療法が中心になりますが、がんが増えすぎていると抗がん剤でがん細胞を全滅させることはできません。もういちど完治を目ざすのは、多くの場合困難になります。それでも、緩和ケアによって苦痛を和らげながら療養生活を送っていくことができます。

※1〈術後補助化学療法〉
よく行われるのはS-1療法。内服薬のS-1を用いて、原則として4週間飲み続け、その後2週間休む。6週間ごとにこれを繰返し、術後1年間続ける。下痢や吐き気、口内炎などの副作用もあるが、手術後の再発率を下げるのに有効な方法として実施されている（60ページ）。そのほか、カペシタビンとオキサリプラチンの併用療法（CapeOX）も行われている。

※2〈抗がん剤〉
再発や転移があるときに用いる抗がん剤には、HER2（ハーツー）陰性胃がんにはS-1とシスプラチン剤を組み合わせた療法（SP）が第一にとられる。がんの大きさが半分以下になる人の割合（奏効率）は2人に1人程度といわれている。HER2陽性胃がんには、カペシタビンとシスプラチン、トラスツズマブの3剤を併用して行われる。

2

胃がんが転移しやすい部位

胃がんは、リンパ節や肝臓、腹膜などに転移しやすいといわれます。転移すると、それぞれの場所ごとに特徴的な症状の現れ方をします。

一部のがん細胞が特殊な能力をもつようになる

がんという病気は、細胞にいくつかの遺伝子異常が起こった結果、発生するものです。さらに遺伝子異常が積み重なり、急速に増殖したり、血管やリンパ管に広がったり（浸潤(しんじゅん)）する能力を得るなど、悪性度の高いものに変化すると、転移するようになると考えられています。

がん細胞は、最初に発生した場所（原発巣）を離れてほかの臓器に侵入し、新たなすみか（転移巣）をつくって増殖していきますが、それには、血管の壁を溶かして中に入ったり、栄養を確保するために新しい血管[※1]をつくったりするなど、がん細胞自身にさまざまな能力が必要になります。遺伝子変異が進み、そうした能力を獲得したがん細胞が転移を起こしてしまいます。

じつは、最初にがんが発見された時点ですでに、目に見えない微小ながんも含めると、転移はよく起こっている現象だといわれています。しかし、転移したがん細胞のすべてが大きくなるのではなく、その多くは人間がもっている防御機構で死滅させられています。つまり、一部の特別な能力を得たがん細胞だけがすみつき、増殖していくわけです。

※1〈新しい血管をつくる〉
がん細胞は増殖していく際に、栄養と酸素を補給するために新しい血管をつくっている。この血管を攻撃することで、がんを死滅させる薬剤が血管新生阻害薬。

おもな転移ルートは3通り

転移は、全身どこにでも起こり得ることですが、胃がんの転移の方法からみてみると、大きく分けて次の３通りがあります。

①**リンパ行性転移**　がんがリンパ管に入って流れていき、どこかのリンパ節に引っかかって増殖します。転移しやすい場所は、まず胃の周りのリンパ節で、順に遠くのリンパ節へと転移しやすくなります。

②**血行性転移**　がんが血管に入って血液と一緒に流れて、別の場所に行き着いて増殖します。転移しやすい場所は、肝臓や肺です。腹部の静脈血は、肝臓を通って心臓や肺に戻っていきます。これは、胃や腸で栄養を吸収した血液は、静脈を通って肝臓に届けられ、そこで栄養の代謝や貯蔵が行われるためです。とくに胃を通った血液が最初に流れ込む臓器が肝臓なので、肝臓は、がんにさらされる頻度が高くなります。なかには、肝臓を素通りして肺や脳、皮膚に転移する場合もあります。

③**腹膜播種性転移**（ふくまくはしゅせいてんい）　がんが進行して胃の外側の膜を破ると、まるでぱらぱらと畑に種をまくように腹部にこぼれて広がっていきます。この方法による転移は、「腹膜転移」あるいは「がん性腹膜炎」と呼ばれ、胃がんでいちばん多くみられるケースです。

また、女性の場合は、卵巣転移[※2]もみられます。胃がんが広がって隣接する臓器に直接転移する場合もあります。可能性が高い順に、膵臓（すいぞう）、肝臓、結腸などに広がります。

※2〔卵巣転移〕
卵巣も腹腔（ふくくう）内にあり、排卵があるたびに腹膜が傷つきやすく、その傷からがん細胞が卵巣に侵入して転移すると考えられている。閉経前の女性にこうした形式の転移がみられる。卵巣転移したがんは急速に大きくなり、外見上からもわかるほどに巨大なかたまり（腫瘤（しゅりゅう））をつくることがあり、このような転移によるがんを「クルッケンベルグ腫瘍」と呼ぶ。

3

転移がんの特性と症状

がん細胞は移動して、いったん定着すると活発に増殖を開始します。定期的な検査を受け、気になる症状があれば受診しましょう。

転移がんの特性

まず知っておきたいのが、原発がんと転移がんの違いです。同じ臓器で発見されたがんでも、原発性のものと転移性のものとでは、がん細胞の性質そのものが違います。たとえば、胃がんが肺に転移したとします。その場合、「肺転移」あるいは「転移性肺がん」[※1]と呼びますが、これは、肺がんとは違います。肺に見つかったがんであっても、転移してきた元の臓器に発生したがん、つまり胃がんのがん細胞の特性を備えています。ですから、肺に存在するがんであっても、転移性の場合は、胃がんに対する治療法を行い、胃がんに用いられる抗がん剤を使うことになります。原発性と転移性の区別は、検査ではっきりさせることができます。

リンパ節への転移

胃がんでは、比較的初期からリンパ節転移を起こしやすいのですが、転移が起こっても多くはしばらくの間、胃の近くのリンパ節にとどまっています。ＣＴ検査などによって診断がつきます。

リンパ節転移したがんは、少々大きくなっても自覚症状は現れません。ただし、

※1〈転移性肺がん〉
胃がんなどの肺転移の場合、胸部X線検査やＣＴ検査をすると、肺の底のほうに輪郭のはっきりした丸い形が多発して見られることが多い。病理検査によって診断が確定する。

転移先でほかの組織を圧迫して痛みを起こしたり、転移が皮膚やからだの表面のリンパ節にできたときには、しこりとして触れたりすることがあります。肝臓の入り口近くのリンパ節に転移して大きくなると、肝臓から出る胆管が圧迫されて詰まり、黄疸[※2]が現れてきます。ふだんよく経験する細菌感染によるリンパ節の腫(は)れとは違って、痛みや発熱をともなわず、かたいのが特徴です（54ページ）。

肝臓への転移

肝転移は多発することがあり、そのため切除手術が難しいのですが、がんのかたまりの数が限られていれば、肝切除が可能な場合があります。

血液検査、超音波やCT検査などで診断がつきます。とくに画像検査によって形状、血液の流れの多い少ないなどを確認することで、原発性か転移性かがある程度わかります。

転移の場所によっては、比較的早期に黄疸などの症状が現れることがあります。これは、肝門部(かんもんぶ)（肝臓の中の管が集まった部位）にがんが転移すると、胆管が圧迫されて詰まり、黄色い色をした胆汁が体内に蓄積されて、黄疸となって現れてくるためです。

しかし、肝転移がたくさんあっても、肝臓という臓器は予備能力が高く、症状が現れにくいため、外見上も血液検査上も大きな変化がみられず、進行してから転移が発見されることがあります。そうならないためにも、定期的な検査は欠かさないようにしましょう。

※2〔黄疸(おうだん)〕　血液中にビリルビンが増え、からだの組織にたまってくると、皮膚や白目（眼球結膜）が黄色くなって見える。

腹膜への転移

胃からリンパ液や血液の流れに乗って別の場所に移動する転移形式と違い、腹膜転移はがん細胞が腹腔内に直接散らばるという独特の転移をします。腹腔には、消化管（胃、腸）、肝臓、胆のう、膵臓など、多くの臓器がありますが、これらの臓器の表面や、腹壁の内側を覆っているひと続きの薄い膜を腹膜といいます。腹腔に散らばったがん細胞は、初めは小さな砂粒のように腹膜表面に点在しますが、増殖するとセメント状になり、いろいろな臓器に広がります（浸潤）。また、腹水の原因となります。

腹膜への転移は超音波やＣＴ検査、腹水などを調べることで診断がつきます。

腹膜で大きくなったがんが腸管を圧迫し、腸の壁を狭くして腸閉塞（１０４ページ）を起こしたり、腹腔内で大量のがん細胞が増殖してくると、腹水※3がたまって、おなかがふくらみ、腹痛を覚えたり、横隔膜が押し上げられて、呼吸が苦しくなったりします。この腹水には、がん細胞がたくさん含まれていて、腹膜転移でもっとも対処が難しい症状です。

また、肝臓でつくられた胆汁の通り道を圧迫して、黄疸や感染を起こす場合があります。がんが尿管の周囲で増殖し、そのために尿管が圧迫されて内腔が狭くなると、詰まった尿管の腎臓側に尿がたまり、腰が重いといった自覚症状が出てきます。両側の尿管が完全に詰まると、腎臓が機能しなくなる腎不全が進行し、全身倦怠感などの症状を起こす場合があります。

※3〈腹水〉
血管やリンパ管から液体成分が漏れ出して、腹腔内にたまったもの。腹水が大量にたまると、太ったようにおなかがふくらんでくる。

遠隔臓器への転移

◎肺転移　胸部X線やCT検査で診断できます。画像で見ると、転移がんは丸い形で輪郭がくっきりしています。原発性肺がんでは、表面がにじんで見えるなどの違いがあり、画像検査で転移性と原発性との区別をある程度つけることができます。

肺は大きな臓器なので、少々の転移があっても呼吸機能が悪くなることはありません。また、肺の中には感覚神経がないため、痛みもあまり感じません。しかし、肺を取り巻く胸膜にがんが広がると痛みが起こったり、気管支を刺激するような場所に転移すると咳(せき)が出たりすることがあります。

◎骨転移　脊椎(せきつい)、大腿骨(だいたいこつ)、骨盤(こつばん)などに転移することがあります。CT検査や骨シンチグラフィ(骨シンチ)※4検査などで診断します。転移すると骨がもろくなり、痛みが起こります。進行すると圧迫骨折などの危険性があり、経過もよくないので、より早期に発見できるように定期検査を受けることが大切です。

◎脳転移　CT検査で見ると、脳転移した画像はリング状をしています。CT検査の結果と諸条件を考え合わせることで診断がつきます。また、多発するのも特徴のひとつです。転移がんが大きくなってくると、頭蓋(ずがい)内の圧力が上がり、吐き気や頭痛などが現れます。

とくにからだの機能にかかわる場所やその付近にできると、歩きにくい、ものが見えにくい、けいれんするなどの障害が現れてくるため、1㎝程度の早期がんでも気づくことがあります。

※4〔骨シンチグラフィ（骨シンチ）〕
弱い放射線を出す薬剤を注射し、骨の病変などを写真撮影によって調べる検査。X線検査が骨の形を見るのに対して、この検査は、骨の形には変化が見られない病変を映し出すのが特徴。病変に薬剤が取り込まれ、その部分が写真では濃く写る。いちどに全身をチェックすることができる。

4 再発・転移がんの治療

治癒がむずかしいケースがほとんどですが、有効な治療法の研究は続いています。また、治療できなくても、自分らしい日々を送ることにも意義があります。

症状緩和のための処置

再発・転移がんでは治癒のための手術ができないことが多いため、症状を軽減するための手術や処置、がんの増殖を抑えて延命を図る抗がん剤治療（60ページ）、がんによる痛み・使用薬剤による副作用などを軽減する支持療法（69ページ）、緩和ケア（154〜169ページ）などが行われます。

◎緩和手術　がんによる出血によって貧血を起こしたり、がんが消化管を狭窄（きょうさく）して食事ができなくなるなどの場合、症状を軽減するために切除したり、狭窄部を回避するバイパスをつくったりすることがあります（59ページ）。

◎緩和IVR　がんによる症状を改善するため、外科手術と比べてからだへの負担（侵襲（しんしゅう））の少ない緩和IVR[※1]を行うことがあります。IVRとは画像下で行う治療のことで、X線や超音波画像などのガイド下で、からだにカテーテルなどを挿入して治療を行うものです。

たとえば、下半身のむくみを改善するために、下大静脈の狭窄部にステント（金属製の管状の器具）をカテーテルで挿入して血液の循環を改善したり、腹水を血液中に回収するために、腹腔と静脈をつなぐチューブを皮下に埋め込んだり、閉塞性[※2]

※1〈IVR〉　Interventional Radiologyの略、画像診断機器を治療に活用する画像下治療のこと。

※2〈閉塞性黄疸〉　肝臓の入り口近くのリンパ節や胆管周囲の組織に胃がんが転移すると、胆管がふさがれ、胆汁が体内に蓄積して、黄疸が現れることがある。

黄疸（おうだん）の改善のために、胆管の狭窄部をステントで広げたりします。低侵襲な処置で症状の改善を図ります。一部は臨床試験として行われています。

副作用対策

◎抗がん剤による副作用の対策　副作用の程度には個人差がありますが、使用する抗がん剤によって現れる副作用や現れやすい時期がわかっています。副作用対策の薬を抗がん剤と併用することで、症状を予防・軽減することもできます。あらかじめ医師に現れやすい副作用とその対策を確認しておきましょう。副作用への対策を立てておくことで、体力やＱＯＬを低下させないように気をつけて治療していきましょう。

◎オピオイド鎮痛薬による副作用の対策　がんによる痛みの治療で用いられるオピオイド鎮痛薬（１５７ページ）でも、吐き気・嘔吐（おうと）、便秘、眠気、せん妄などの副作用が起こることがあります。吐き気・嘔吐にはドパミン受容体を遮断する作用のある抗精神病薬が、便秘には下剤が、眠気にはナロキソン塩酸塩が、せん妄には抗精神病薬などが用いられます。

在宅緩和ケアを行っている場合は、副作用によってオピオイド鎮痛薬の使用が中断しないように、副作用をコントロールして、ＱＯＬの維持を図りましょう。

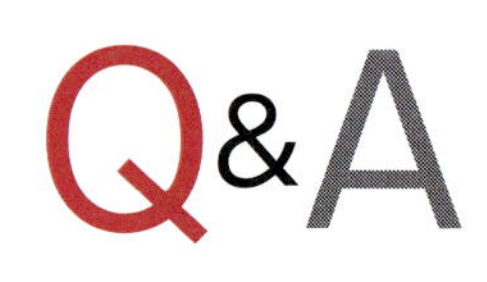

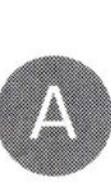

胃がんよりも転移したがんが先に見つかるということもあるのですか？

A 日常的に、転移したがんが先に見つかることは珍しくありません。

腹部にしこり（リンパ節の転移）が見つかったり、健康診断の腹部超音波検査で肝転移と思われる陰影が発見されたりします。

その場合には、転移した臓器と関連のある臓器が原発巣である可能性が高いので、その臓器を対象とした検査を行います。

肝転移であれば、胃がんや大腸がん、膵臓がん、肺がんなどを疑って、内視鏡検査やCT検査を行います。

採血によって調べる腫瘍マーカー検査も診断に役立ちます。

これらの検査の組み合わせで、ほぼ原発巣はわかります。

それでもはっきりしない場合は、転移巣の生検（がん細胞を採取して顕微鏡で検査する）を行って確認することもあります。

治療は、原発巣の進行具合や現在の転移状況を詳細に調べたうえで決定します。しかし、転移したがんが先に見つかるような場合は、かなり進行した状態と考えられます。

Q タイプによって、転移しやすい臓器というのがあるそうですが？

A 胃がんには、大きく分けて2種類のタイプがあります。ひとつはがん細胞がまとまって発育し、かたまりのように大きくなっていく「分化型」、もうひとつは、がん細胞がばらばらに発育していくもので、がんの範囲がわかりにくい「未分化型」です。

未分化型がんは最初からずっと未分化型で、特性が変化することはありませんが、分化型がんは進んでいくにつれて未分化型に変わっていくものもあります。分化型がんは、血管の中に入り込んで、肝臓に転移しやすい傾向があります（血行性転移）。

一方、未分化型がんは、発育スピードが速く、小さいうちから胃の周囲のリンパ節に転移しやすく、しだいに遠くのリンパ節へと転移していきます（リンパ行性転移）。また、がんが胃壁の外まで進むと腹部にがん細胞がばらまかれてしまい（腹膜播種性転移）、がん性腹膜炎を起こしやすいという特徴があります。

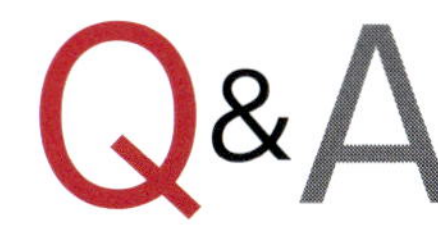

Q 腹膜転移は手術が要因になることもあるそうですが？

A 手術などの際に、腹膜に傷がつくと、そこから、がんが入り込むことがあるとわかっています。手術によって腹膜に傷がつく場所としては、開腹した際の傷の裏側、手術時に腹腔内に入れたドレーンの挿入部、胃と腸のつなぎ目（吻合部）などです。

これらは通常、症状はありませんが、普通はやわらかくなってくる腹壁の傷跡が部分的にかたくなってきたときには要注意です。

腹膜転移を調べるためには、開腹手術の際に、腹腔内の腹膜面に生理食塩水を注入し、腹腔の底にあたるダグラス窩より回収して、顕微鏡で観察し、浮かんでいるがん細胞があるかどうかをみる腹腔洗浄細胞診を行います。最近では、この洗浄細胞診でも見つからないような微量ながん細胞も検出できる遺伝子診断法が、さらに進んだ診断法として導入されつつあります。

ちなみに、ドレーンとは、腹部にたまったリンパ液を体外に出したり、縫合不全のときに腹膜炎を起こさないように予防的に入れる排液管です。

Q 検査の結果で、グループ4と言われました。病期（ステージ）とは違うのですか？

A グループとは、胃や大腸の生検組織診断分類のことで、病期とはまったく別のものです。内視鏡検査の際に、粘膜の細胞を採取し、悪性度を調べる生検が行われると、検査結果としてグループで分類されます。このグループ分類は、病期のようなローマ数字ではなく、算用数字で表すことになっています。

グループX　生検組織診断ができなかった病変組織を指します。

グループ1　正常な組織、または腫瘍ではない組織を表します。

グループ2　腫瘍なのか腫瘍でないのか判断の難しい病変です。

グループ3　良性の腺腫です。

グループ4　腫瘍で、がんが疑われる場合をいいます。

グループ5　がん（悪性腫瘍）を指します。

医師の説明のなかで、よくわからない用語が出てきたときは、なるべくその場で質問して、疑問を残さないようにしましょう。

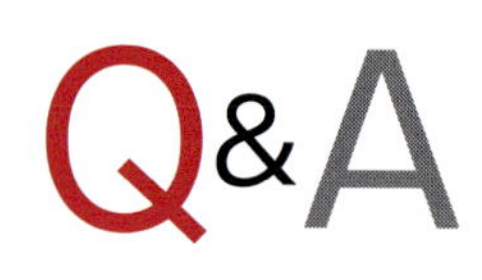

Q 抗がん剤治療中でも海外旅行に出かけるのは可能でしょうか？

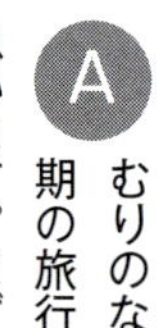

むりのない日程であれば、長期の旅行や海外旅行もよいと思います。まず、主治医に相談してみてください。

緊急時に備えて、旅行先には、どのような治療を受けているか（受けたか）、どんな薬を飲んでいるかなど、病歴を記したものを持っていきましょう。治療を受けている病院の連絡先、診察券番号、主治医の名前も記しておきます。事前に主治医に診療情報提供書（紹介状）を書いてもらい、旅行先で治療を受けられる病院があるか調べておくと安心です。

在宅酸素や車いすなどを用いている人が、飛行機を利用する場合は、事前に航空会社に相談しましょう。昨今は、モルヒネなどの痛み止めを服用している人が海外旅行に行くのも珍しくありません。その場合は、特別な許可をもらう必要があります。携帯許可をもらう人の住所を管轄している地方厚生（支）局麻薬取締部に、主治医の診断書（病名、薬の名前や量などが明記されているもの）を添えて申請します。家族や旅行業者が申請することもできます。

Q 胃がんによる痛みにどのような治療を行うのですか？

A 進行した胃がんでは、上腹部の痛みや背部痛、腹部の重い痛みなどを感じることがあります。また、開腹した傷の痛みを手術後に覚えたり、抗がん剤による不快な症状が起こったりすることもあります。

こうした痛みに対しては、オピオイド鎮痛薬（157ページ）と呼ばれる医療用麻薬がよく使われます。麻薬ということで、麻薬中毒や依存症について不安や誤解をもつ人もいますが、適正な管理のもとで使用されていれば、そのような心配はいりません。それよりも、痛みがとれることで食欲が戻ったり、よく眠れるようになったり、イライラ感がなくなったりと、以前のような日常生活を送れるようになります。

胃がんが転移したところで神経を圧迫して痛みを起こしている場合、抗てんかん薬や抗うつ薬が鎮痛補助薬として使用されます。また、圧迫されている神経に麻酔剤を注入する神経ブロックを行うこともあります。

第5章
心のケアと療養のこと

がんと診断されてからの、病院の探し方やセカンドオピニオンの聞き方など、納得して治療を受けるための基本をまとめました。緩和ケアや療養生活についても、よく理解したうえで治療を進めてください。

国立がん研究センター「がん情報サービス」のホームページでは、より詳しく解説してありますので、ぜひ参照してください。

1 がんと診断されたら

がんと診断されると、疑問や不安、怒りなどがいちどに襲ってきます。気持ちを整理するためにも、まず、身近な家族や友人に話を聞いてもらいましょう。

悩みを自分ひとりで抱え込まない

日本人のおおよそ2人に1人が、どこかのがんと診断される時代ですが、自分ががんになることを想定して人生を送っている人は少ないでしょう。たとえ予期していたとしても、がんであると診断されるとショックを受け、心の動揺とストレスが生じます。

「検査や診断に間違いがあったのでは？」「自分ががんになるはずがない」という疑いや否定の気持ちと、「家族にどう話したらよいか？」「これから自分や家族はどうなる？」「家計や治療費は？」などの不安や悩みがいちどに襲ってきて、何から考えてよいかわからなくなる人がほとんどです。また、「まじめに生きてきたのに、なぜ私が……」などと怒りがわいてくる人もいます。

がんと診断された直後は、何も考えられなくなっているでしょうが、自分ひとりですべてを抱え込むと、ますます不安感が増大してきます。まず、今の気持ちを身近な家族か信頼できる親しい人に聞いてもらいましょう。不安、悲しみ、怒りなどの感情も抑え込もうとせず、話すことで気持ちが楽になります。がんについての情報を得るには、インターネットで国立がん研究センター「がん情報サービス」のホ

※1〔『患者必携　がんになったら手にとるガイド』〕
がん対策推進基本計画にもとづいて、がんと診断された患者さん向けに療養生活での不安や悩みへの対応やがん医療のことなどの情報をまとめた冊子で、国立がん研究センター「がん情報サービス」から閲覧できる。書店での購入も可能（定価880円＋税、学研メディカル秀潤社）。

※2〔がん拠点病院〕
正式には「がん診療連携拠点病院」といい、全国どこでも質の高いがんの医療が受けられることを目的に、都道府県知事が推薦し、厚生労働大臣によって指定された施設。医療内容、設備、がん関連情報の提供などについて一定の基準を満たしていることが条件とされ、全国で401施設が「都道府県がん診療連携拠点病院」と「地域がん診療連携拠点病院」「特定領域がん診療連携拠点病院」に指定されている。また「地域がん診療病院」に指定された36施設がある（2018年4月1日現在）。

ームページを見ると、がんについて必要な知識、患者さんにとって必要な情報をとりまとめた「患者必携[※1]　がんになったら手にとるガイド」などの情報を入手できます。身近な人に話せないときは、地域のがん拠点病院[※2]にあるがん相談支援センター[※3]や、患者会[※4]などに相談することもできます。

時間の経過とともに気持ちが和らいできたら、治療に向けての準備をします。といっても、気持ちの整理や今後の生活の備えをいちどにできる人はいません。ひとつずつ対処していきましょう。

たとえば病気についての疑問点や不明な点を、担当医に聞くためにメモしたり、治療のための情報を集めてみるとよいでしょう。

がんと診断された後、治療が始まるまでに何をしたらよいか

家族や親しい人に話を聞いてもらう
（がん相談支援センターや患者会に相談することも）

↓

自分のがんについての情報を集める
（「がん情報サービス」のホームページを活用、後で医師などに聞くためメモをとる）

↓

治療に向けての準備をする

↓

医師から自分の病気、治療方針についての説明を受け、疑問点を質問する

↓

必要に応じて、セカンドオピニオンを受ける

↓

療養手帳をつくる

↓

治療に臨む

※３〔がん相談支援センター〕
がん拠点病院に設けられ、検査や治療、今後の療養や生活上の心配など、がんの医療にかかわる質問や相談に、専門の看護師やソーシャルワーカーなどが応じてくれる。患者さんやその家族が地域の居住者であれば、その病院にかかっていなくても無料で相談できる。対面だけでなく、電話などによる相談にも対応していて、匿名の相談もできる。医療機関によっては「医療相談室」などの名称のところがある。

がん相談支援センターのロゴマーク（実際のマークはオレンジ色）

※４〔患者会〕
「○○がん患者会」「サポートグループ△△」などの名称で活動する患者さんの集まり。同じような悩みや問題を抱えた参加者同士で情報交換ができる。精神神経科医、看護師、カウンセラー、ソーシャルワーカーなどが加わる会や、家族も参加できる会もある。

2

家族はどのように向き合うか

本人の話を聞き、気持ちを共有することが大切。励ましは、本人の孤立感を深めることがあるので注意。家族のからだや心の健康にも留意しましょう。

本人の気持ちを理解しつつ、自分自身も大切に

がんの疑いから治療が始まるまでの期間は、精神的に大きな衝撃を受けながらも、さまざまなことを検討して対処しなければいけません。そんななかで本人が安心して治療に臨めるように、自分なりのいたわりや手助けの仕方を考えていきましょう。

■本人の気持ちや希望を理解する

がんと診断された本人は、不安と落ち込みを感じ、眠れなくなったり、食欲がなくなったりもします。そのような状態の本人に接するときは、むりに何かを言おうとしたり、気を使ったりしないこと。本人の気持ちを100％理解することはできませんが、一生懸命相手を理解しようとする姿勢や、悩みながらコミュニケーションを重ねていくことは本人にも伝わり、家族の存在が大きな支えになります。

患者さん本人は、混乱して冷静な判断ができなくなったり、担当医にうまく希望が伝えられなくなったりすることがあります。そんなときに家族が冷静になって診察に同行してくれて助かったという患者さんもいます。逆に、家族のほうが感情的になってしまい、患者さんと衝突してしまうという例も少なくありません。あくまでも治療の主役は患者さんであることを念頭に置いて、ご本人が納得して選択でき

※1〈第二の患者〉
がんになると、家族にも身体的・精神的・社会的・経済的な負担やストレスが増える。そのため心のケアやサポートが求められている。こうしたことから、がん患者の家族は「第二の患者」と呼ばれることがある。

るよう話し合いを重ねていくことが大切です。

■情報とうまく付き合う

がんと診断されてからさまざまな検査が終わるまで、病気の進行度や治療方針も定まりません。診察から治療が始まるまでの時間を利用して情報を集め、病気や治療に対する知識を深めておくことも大切な準備です。それにより気持ちにゆとりをもって治療が受けられるようになります。

また、家族も一緒に適切な情報を得て理解を深めることは、患者さん本人の不安を減らし、現実的な見通しを立てることにも役立ちます。「がん情報サービス」を利用したり、情報の集め方がわからないときには「がん相談支援センター」でサポートを受けたりすることができます。

■家族が自分自身も大切にする

家族ががんと診断されれば、本人と同じように混乱して不安な気持ちになります。そのため、がん患者の家族は「第二の患者」[※1]といわれています。「気づいてあげられなかった」と自分を責めたり、「家族を失うかもしれない」というつらさを感じながら、「自分がしっかりしなければ」と追い詰められてしまうこともあり、家族に心のケア[※2]が必要になることも少なくありません。治療する本人を案じるあまり、家族は自分のことを後回しにしてしまいがちですが、患者さんを支えるためにも、家族自身の気持ちや体をいたわることが大切です。我慢をしないで、医師、看護師、心理士[※3]や、心のケアの専門家に相談しましょう。（参照＝国立がん研究センターがん情報サービス「生活・療養／家族ががんになったとき」）

※２〈心のケア〉
患者さんやその家族の心の問題は、担当の医師や看護師のほか、心療内科医、緩和ケア医、心理士などに相談する方法もあり、場合によっては精神腫瘍科（精神科）の医師の治療が必要になることも少なくない。精神科と聞くと、がんの診療に関係ないと思う人もいるが、精神的な側面からの診療が、がんの治療にプラスになることも多い。がんの患者さんや家族の心のケアを専門に行う医学を精神腫瘍学（サイコオンコロジー）という。

※３〈心理士〉
心理学の知識を生かしたカウンセリングなどによって、患者さんの心理的なサポートをする専門家。心理士がいる医療施設は、増えつつあるが、どのようにサポートを受けたらよいかは、担当医やがん相談支援センターなどに問い合わせることができる。

3 信頼できる情報を集める

病気についての対処は、まず、がんについての情報や知識を集めることから始めましょう。知識を得ていくなかで、少しずつ客観的な判断ができるようになるものです。

情報が不足していると不安感が強くなる

正しい情報や知識は、客観的に物事をみるうえで助けになります。反対に、情報や知識が不足していると、漠然とした不安感が増大し、悲観的に考えたり、いい加減な情報に振り回されがちになります。

病状を説明された直後は、情報を冷静に判断したり、客観的に物事をとらえるのは難しいかもしれませんが、気持ちが落ち着いてきたら、説明された内容を整理しておきましょう。そして、わからないことや疑問点を調べていくとよいでしょう。

近年は、パソコンやスマートフォンを使って、インターネットからさまざまな情報を入手できるようになりました。ただし、多すぎる情報のなかからどんな治療を選択してよいか迷ったうえ、治療を先送りしてしまうことがないように注意したいものです。

インターネットから入手した情報[※1]が正しいかどうか、書籍などと照合したり、家族や親しい人にも相談して検討することも大切です。まず、担当医・看護師などに確認してください。信頼できるウェブサイト以外からのものは、虚偽や誇張のものもあり、特定の医療機関への受診や、特定の治療法へ誘導しようとするサイトは、

〔入院時のパソコンと携帯電話〕
病院の規則によって、パソコンや携帯電話を使えるところと使えないところがあり、個室や共用スペースでだけ使用できる場合などがある。いずれも消灯時間後の使用などに規制があり、同室の人への配慮なども必要。

※1〔インターネットから入手した情報〕
どのような人や機関が、どんな目的で発信しているかなどの信頼度、情報が新しいかどうかなどを見極めることが大切。国立がん研究センターの「がん情報サービス」、先端医療振興財団の「がん情報サイト」、各種がんの学会などへのアクセスから始めたい。

参考にしないほうがよいでしょう。個人の体験をつづったブログなどは、患者さんにとってとても参考になるものも多数ありますが、あくまでその人の個人的体験であり、すべての人に当てはまるとは限らないことを心に留めておく必要があります。

そのほか、書籍や雑誌を購入したり、地域の図書館を活用することも考えられます。地域の公共図書館で健康医療情報コーナーを設けているところや、大学医学部・医科大学の図書館[※2]で、一般の人が利用できるところも増えてきています。

また、専門の学会などによって「診療ガイドライン」[※3]がつくられ、その情報を患者さん向けにわかりやすく説明した患者向けガイドラインが出版されたり、インターネット上に公開されたりしている場合があります。

一方、患者さんの数が少ないがん（希少がん）については、十分な情報が公開されているとはいえない状況が続いていますが、がん相談支援センターなど、相談窓口で必要な情報を探してもらうこともできます。

医学情報以外のことを知るには

がんの治療については、自分の病気をもっとも把握している担当医から多くの情報が得られます。しかし、治療の前後には、現在の生活を維持できるのか、治療費などの経済的な負担はどうすればよいのかなど、医学的知識以外のことも心配になってくるでしょう。こうした不安や疑問に対しては、がん相談支援センターや医療相談室などの相談員やソーシャルワーカー[※4]が支えになってくれます。また、ほかの人たちの体験談なども参考になります。

※2〔大学医学部・医科大学の図書館〕
情報公開の理念にもとづき、大学医学部・医科大学の図書館には、一般の人が利用できるところがある。診療ガイドラインや少し専門的な資料に目を通したいときに便利。

※3〔診療ガイドライン〕
それぞれの病気や病状について、施設間の診療格差をなくし、治療効果が期待できる標準治療を広め、医療者と患者さんの相互理解を深めることなどを目的として、学会などによって作成された診療指針。一部のがんについては、患者さん向けのガイドラインの解説が整備されているものもある。

※4〔ソーシャルワーカー〕
社会福祉活動に携わる専門家。家族の問題、医療費などの経済的なこと、医療・介護制度、退院後の療養生活や在宅医療など、生活全般について、相談に応じてくれる。ソーシャルワーカーによる相談を定期的に行っている病院もある。

4 セカンドオピニオンを聞くには

担当医の治療方針に疑問や不安がある場合などに、別の医師に意見を聞くことができます。担当医の意見（ファーストオピニオン）を理解しておくことも大切です。

治療方針に疑問や不安があるときに

がん治療では、がんの種類ごとに標準治療[※1]が確立していますが、個々の患者さんへの適用などについては、医師によって意見が異なる場合があります。現在の担当医から示された治療方針に疑問や不安があるときに、別の医師に意見を聞くことをセカンドオピニオン（第2の意見）といいます。

セカンドオピニオンを受けることで、担当医の意見を別の角度から検討することができますし、同じ診断や治療方針を説明されたとしても、病気の理解が深まります。また、別の治療方法が提案された場合でも治療の選択肢が広がるなど、患者さん自身が納得して治療を選択することができます。

セカンドオピニオンを受ける前には、担当医の意見（ファーストオピニオン）をしっかり聞いて、十分に理解しておくこと。自分の病状や進行度、なぜその治療法を選ぶのかといったことを理解できていないままでは、別の医師の話を聞くことで、かえって混乱が深まることがあります。病状によってはなるべく早く治療を始める必要があり、セカンドオピニオンを受けている時間的な余裕がないこともあります。セカンドオピニオンの準備段階では、そういったことも含めて担当医に確認します。

※1〈標準治療〉
現時点でもっとも効果があると科学的に検証されている治療法のこと。がんの種類によっては、学会などによって作成された標準治療がガイドライン（診療指針）とともに、書籍やインターネットなどで公開されている。ただ、その人の年齢や合併症などの身体的条件、人生観や価値観によって、標準治療がかならずしも適用できるとは限らない。標準治療を判断基準として担当医とよく話し合うことが大切。セカンドオピニオンを聞く際にも、標準治療を理解しておくと役に立つことが多い。

セカンドオピニオンを受けることで、現在の担当医との関係が悪くなることを心配している人もいますが、セカンドオピニオンは患者さんの当然の権利として認められています。担当医の病院で治療を受けることが原則ですが、最終的にセカンドオピニオンの病院で治療することもできます。

がん治療を行っている病院では「セカンドオピニオン外来」を設置しているところが増えています。[※2]セカンドオピニオンを聞きたい医療機関に心当たりがなければ、がん拠点病院にあるがん相談支援センターなどに問い合わせましょう。セカンドオピニオン外来は基本的に保険適応外なので、病院によって費用が異なります。

実際にセカンドオピニオンを受けるには、現在の担当医から紹介状（診療情報提供書）をもらい、それまでの検査結果、治療の経過の記録などとともに持参する必要があります。どこで相談するか決まったら、その医療機関の窓口に連絡し、セカンドオピニオンを受けるための受診方法や予約の仕方、費用、[※3]診察時間、必要書類や資料について確認しましょう。セカンドオピニオンを受ける際は、家族などが同行することもできます。病気の経過、確認したいこと、伝えたいことなどをメモして持参すると、限られた時間を有効に使えます。

セカンドオピニオンを受けたら、その内容を現在の担当医に報告し、あらためて治療法などを相談してください。新しい病院で治療を受けることが決まったときには、引き継ぎのための紹介状やそれまでの治療経過などのデータを用意してもらう必要があります。（参照＝国立がん研究センターがん情報サービス「患者必携　がんになったら手にとるガイド」～セカンドオピニオンを活用する）

※2〈セカンドオピニオンを聞きたい医療機関〉
最近は、がんの治療をおもに行う病院などで、「セカンドオピニオン外来」を設けているところが増えている。インターネット上にホームページを開設しているところも多い。

※3〈セカンドオピニオンにかかる費用〉
セカンドオピニオンは、基本的に「診療」とはならず、「相談」になるため、公的医療保険が利かない自由診療になり、病院によって費用が異なる。30分の相談時間で1万～3万円前後のところが多い。

5 治療する病院の選び方

心当たりがなければがん相談支援センターなどに問い合わせます。雑誌やインターネット上のランク付けで上位にある病院が、自分にとって最適とは限りません。

病院が決まっていなければがん相談支援センターなどに相談を

患者数の多いがんについては、がん診療連携拠点病院[※1]で標準治療を受けることができます。しかし患者数の少ない希少がんの場合は、専門とする医師がいる施設が限られています。どの病院を受診すればよいかわからないときは、全国にあるがん拠点病院のがん相談支援センターやがん情報サービスサポートセンター[※2]に問い合わせてください。「がん情報サービス」でも病院を探すことができます。

病院によっては、がんの種別ごとの治療件数や生存率を公開しているところもあります。また、病院のランク付けをした書籍や雑誌の最新版も発行されています。ただ、これらのデータを、そのまま判断の根拠とすることはすすめられません。がんの病期や治療法、年齢、合併症の影響など、さまざまな条件を考慮しないと、生存率が高い施設や上位ランクにある病院が、かならずしも自分の診療に適しているとは限らないからです（ただし、がんの種類によっては、手術症例数の多い病院での手術が推奨されています）。

ほかにも、その病院を利用した人の口コミや患者会からの情報などを得ることもできますが、あくまで、病院選択の参考として考えましょう。

※1（がん診療連携拠点病院）　専門的ながん医療の提供などを担う病院として指定されている病院。「都道府県がん診療連携拠点病院」と「地域がん診療連携拠点病院」がある。国立がん研究センターがん情報サービス「病院を探す」から調べることができる。

※2（がん情報サービスサポートセンター）　「がん情報サービス」で提供しているがん情報の探し方のほか、がんに関する心配事を電話で相談できる窓口。相談料は無料（通話料は利用者の負担）。
電話：0570‐02‐3410（ナビダイアル）
03‐6706‐7797
受付時間：平日（土日祝日、年末年始を除く）10～15時

長く付き合っていくことも考えて

がんの治療は比較的長期になることが多いので、通院や付き添いの便なども考慮して、本人や家族の負担がより少ない病院を選択することも大切です。以前はおもに入院で行っていた治療法が、外来への通院だけで可能な場合も増えています。治療施設が遠方である場合は、施設の近くに仮住まいするなどの方法をとる人もいますが、家族の負担が重くならないように考えましょう。

また、がん以外の持病、たとえば脳卒中や心筋梗塞、高血圧、糖尿病などがある人は、がん専門病院よりも他科との連携がとれる総合病院のほうが安心なことがあります。

治療の内容によっては、機能回復のためのリハビリテーションが必要となることがあります。このような場合には、医師、看護師に加えて理学療法士や作業療法士、言語聴覚士[※3]などによるサポートを受けることになります。そのため、専門医だけでなく、コ・メディカル（医療関連従事者）のスタッフが充実している施設であるかどうかも、病院選びのポイントのひとつとなります。

さらに、病院内にあるがん相談支援センターや医療相談室などの相談窓口では、診断直後から退院後の生活まで、長期間にわたってさまざまな場面でサポートしてもらうことができます。病院との関係を円滑にするためにも、治療後の療養生活についての希望など、自分の大切にしていることを伝えて相談にのってもらうとよいでしょう。

※３〔理学療法士や作業療法士、言語聴覚士〕

理学療法士は、日常生活に支障をきたす人に、起き上がり、立ち上がり、歩行などの機能回復を図る訓練を行う。

作業療法士は、手芸や工作などによって、日常生活動作の回復を図る訓練を行う。

言語聴覚士は日常のコミュニケーションを可能にするための訓練と嚥下（えんげ）（飲み込み）障害などの摂食障害を改善するための訓練を行う。いずれも国家試験による資格をもち、患者さんのリハビリテーションをサポートする。

6 医療者とのコミュニケーション術

病気の状態や治療についてもっとも把握しているのは、担当医です。担当医とは長い付き合いになることも多いので、徐々にでも信頼関係を築いていきましょう。

対話を重ねながら信頼関係を築いていく

面談時は、担当医から相手の病状や治療方針を聞くだけでなく、痛みなどの自覚症状や不安なことなど、患者さん自身が話すことも多々あります。痛みなどの自覚症状や心配していることなどは患者さん自身にしかわからないことですから、納得して治療を進めるためにもきちんと伝えることはとても大切です。

初めは聞きたいことを思うように聞けなかったり、自分の気持ちをうまく言えなかったりするものです。焦らずに、繰り返し話し合っていくことで、医師や看護師と関係を築いていけるはずです。

医師との面談時はメモも活用する

病状や治療方針についての医師の説明のなかで、とくに医学用語はわかりにくいものが少なくありません。できればその場で質問して理解したいところですが、その場で聞き返すことができなかったり、繰り返し聞いてもよくわからなかったりすることもあります。その場合は、改めて話を聞く時間をとってもらうなど、そのままにせず負担のない方法で理解できるようにしていきましょう。

〔気をつけたい医学用語〕

病期＝がんなどの進行の度合いの指標。「病気」との混同に注意。

支持療法＝がんの症状や抗がん剤による副作用に対する治療や管理などの意味。「指示された療法」との聞き間違いに注意。

そのほか、医師がよく使う用語には次のようなものがある。

エビデンス＝科学的根拠。

所見がある＝正常ではないところがある（しかしかならずしも病気とはいえない）。

浸潤＝がんが近接した臓器や組織に広がること。

壊死（えし）＝組織や細胞の一部が死んだ状態のこと。

医師の説明を聞く日時が決まったら、現在不安に感じていること、疑問に思っていることを箇条書きにします。そして、そのうちの重要なことを2〜3点に絞り込んでメモをつくり、当日それを持参してメモを見ながら質問するとよいでしょう。聞いておきたいことはたくさんあるでしょうが、いちどに多くを聞いても、すべてを理解できるとは限りませんし、その時間もとれないことが多いと考えられます。直接質問しにくいときは、メモを担当医に手渡ししてもよいかもしれません。

医師から説明があるときは、できるだけ家族や親しい人に同席してもらいましょう。自分ひとりのときよりも安心して聞くことができるうえに、内容を後で確認し合うこともできて安心です。自分の代わりにメモをとってもらうこともできます。

看護師など周囲の人にも協力してもらう

それでも「担当医との相性が悪い」「どうしても医師とのコミュニケーションがうまくいかない」と感じるときは、看護師かがん相談支援センターのスタッフなどに相談してみましょう。どのように話せばよいかのヒントを教えてもらえるかもしれません。場合によっては、担当医との間を取り持ってもらえることもあります。

ほかの医師からセカンドオピニオン（144ページ）を得ることで治療方針についてより納得でき、担当医への信頼感が増すことがあります。しかし、信頼関係の基本は、お互いに正確な情報を伝えて理解し合うことです。困ったことやわからないことは、その都度伝えていきましょう。（参照＝国立がん研究センターがん情報サービス「生活・療養／医療者とのコミュニケーション」）

予後＝手術や病気などの回復の見込みや経過。「予後がよい」「予後が悪い」などと使われる。がんの場合には、生存期間・余命の意味で使われることもある。

〈医師とのコミュニケーションの5つのポイント〉
①説明された内容はできるだけメモする。自分でメモできない場合は、同席者に頼む。
②わからない用語があれば説明してもらう。
③漢字などがわからなければメモ用紙に書いてもらう。
④できるだけ、家族や信頼できる人に同席してもらう。
⑤重要な決定をしなければならないときは、医師の承諾をもらって説明を録音させてもらうと、後で確認することもできる。

国立がん研究センターがん情報サービス「生活・療養」内にある冊子「重要な面談にのぞまれる患者さんとご家族へ—聞きたいことをきちんと聞くために—」も活用するとよい。

7 療養手帳をつくろう

記録をつけることで、治療の各段階での疑問や問題点、気持ちなどが整理しやすくなります。手帳は、医師との面談時にメモ代わりとして使うこともできます。

自分の気持ちと向き合うための重要なツール

自分が納得できる治療や療養生活を選択するためには、治療の各段階に応じて状況を整理し、対応の仕方を考えていく必要があります。療養手帳は、そのための重要なツール（道具）です。手帳に記入することによって、その時点での疑問や気持ちの整理ができ、その後何を優先すべきかが明らかになってきます。医師とのコミュニケーションをとるときに、メモ代わりとして使うこともできます。

患者さん向けの療養手帳は、国立がん研究センターがん情報サービスのホームページからも入手できますし（「患者必携　がんになったら手にとるガイド」「患者必携　わたしの療養手帳」）、患者会などが作成したものもあります。使いやすいように自分でつくってもよいでしょう。

何をメモすればよいのか

人によっては、日記や家計簿などをつける習慣がなく、手帳などに記録することを負担と感じることがあるかもしれません。しかし、次の受診日や、そのときに持っていかなければいけないものなどの注意事項、緊急時の連絡先、保険や各種制度[※1]

※1〈保険や各種制度〉
公的医療保険では、健康保険の種類（組合管掌健康保険、全国健康保険協会管掌健康保険、共済組合の健康保険、国民健康保険など）や手続きの窓口について、民間保険に加入している場合は、生命保険、医療保険、がん保険などの種類と窓口について、家族が見てもわかるように記入しておく。そのほか、高額療養費制度、傷病手当金、医療費控除などや、介護保険についても、調べたことを記入しておきたい。

の手続きなどを忘れないようにメモをとっておく必要を感じることは、たびたびあるはずです。また、日々の体調[※2]についても記録しておくと、担当医に説明するときに役立ちます。

ここでは「わたしの療養手帳」の一部を紹介します。

・**病気についての説明**：誰から・一緒に説明を聞いた人・何のがんか・がんの部位・どの検査結果からわかったのか・がんの大きさや広がり・転移の有無・病期
・**持病や飲んでいる薬**：現在治療中の病気・かかっている医療機関・飲んでいる薬
・**どのような治療をすすめられたか**：治療法・期待される効果・副作用や合併症
・**自分が選んだ治療法を整理する**：どのような治療法か・納得して選択できた／納得できないことがある（それは何か）
・**治療の流れを整理する**：入院、手術、受診、服薬などの治療日程
・**これから受ける治療**：治療の名前・内容・日程・治療の目標・予想される副作用や合併症・担当の医師・注意すること・そのほか気になること
・**治療が始まるまでに周囲の人に伝えておくこと**：家族に伝えること、お願いすること・近所や職場の人などに伝えること、お願いすること
・**治療にかかる費用の目安**：治療費・治療費以外・必要な書類や手続き

治療に関係したことだけを手帳にメモしなければならないと決めつけることはありません。家族や友人のこと、入院中の出来事、病院で知り合った仲間のこと、通院中に気づいた街のようす、楽しみにしているお祭りやイベントの予定など、自分なりの記録として活用するようにしましょう。

※2〔体調〕
体温・血圧などのほか、毎日の食事（朝・昼・夕食ごとにどのくらい摂取できたかなど）、便通の状態なども記しておくとよい。

8

治療や療養は自分で決める

幅広い選択肢があるなかからどのような治療や療養生活を選択するかは、患者さん主体で決めることです。そのために患者さんが自分の意思を明らかにする必要があります。

本人の意向を十分尊重した治療や療養の選択

がん治療では科学的根拠にもとづいた標準治療が行われますが、がんのタイプや年齢など、さまざまなことを考慮して治療法は検討されます。なかでも、重視されているのが患者さん本人の意思です。がん対策基本法でも「がん患者の置かれている状況に応じ、本人の意向を十分尊重してがんの治療方法等が選択されるようがん医療を提供する体制の整備がなされること」が基本理念として掲げられています。

現状その体制が十分とはいえませんが、患者さんの意向を十分にくみとり、医療者と患者さんが一緒になって決めていくことが当然になりつつあります。

患者さんとしては「医療の専門家ではない自分が医療について決めることなどできない」と思うかもしれませんが、日常生活を送るうえで重視していること、趣味、仕事などといった価値観から、治療法や使用する薬を検討することもあります。

また、がんと診断され、治療を受けるにあたっては、生活上のさまざまなことについても調整する必要が出てきます。たとえば仕事に関しては、治療のために必要となる休暇・休職の期間、復帰後に必要となる配慮について、上司や同僚に適切に伝えていくことが重要です。何をどこまで伝えるかなどは、病気の状態はもとより、

〈がんと仕事のQ&A〉
がんと診断された人のために、休職から復職、新たに就職する場合など、いろいろなシーンを想定してQ&Aにまとめた冊子。ウェブ版は、国立がん研究センターがん情報サービス「生活・療養／がんと仕事のQ&A」より見ることができる。

職場の状況や仕事の内容、そして患者さん自身がどのように働いていきたいかによっても変わってきます。

最近では、がん患者の意思決定支援のひとつとして、「アドバンス・ケア・プランニング（ＡＣＰ）」[※1]という考え方が広がりつつあります。ＡＣＰは、意思決定能力がなくなってしまうことに備えて、元気なうちに今後の治療や療養について考えておくことで、患者さんと家族、医療者が一緒になって話し合うプロセス自体が重要だとされています。「万一のときに延命治療を受けるかどうか」「終末をどこで、どのように迎えたいか」など、終末期に関することも考えていきます。

患者さんの意思決定を支援するための整備も進む

患者さんが主体となった意思決定を支援するための仕組みのひとつとして、さまざまな診療科の医師、看護師、薬剤師などからなるチーム医療体制があります。また、がん相談支援センターやがん専門相談員は、患者さんが自分の状況を整理したり、必要な情報を探す手助けをするなど、意思決定のサポートも行っています。

がん患者の身体的・精神的な苦痛を理解したうえで、患者さんや家族の生活の質（ＱＯＬ）を重視した質の高い看護を提供できると認められた「がん看護専門看護師」[※2]という専門看護師もいます。限られた診療時間では医師に相談しにくいことも多いので、身近な看護師や、中立な立場から支援できるがん相談支援センターに相談しつつ、自分の気持ちを整理していくとよいでしょう。

※１〈アドバンス・ケア・プランニング（ＡＣＰ）〉
将来の意思決定能力の低下に備えて、患者さんや家族とともに治療や療養などを考えていくプロセスのこと。個々の治療の選択だけでなく全体的な目標も含み、終末期にどのようなケアを受けたいか（受けたくないか）、患者本人が大切にしている価値観などを話し合う。そういった話し合い自体が大切なプロセスと考えられている。

※２〈がん看護専門看護師〉
専門看護師制度は、特定の看護分野について水準の高い看護ケアを行う知識と技術を有した看護師を認定する制度。精神看護、老人看護、小児看護など13分野があり、がん看護に特定された看護師に対して認定されるのががん看護専門看護師。専門看護師としての認定を受けるには、看護系大学院修士課程での単位取得のほか、５年以上の実務経験などが必要。

9

がんの診断時から始まる緩和ケア

緩和ケアは、がんの診断直後からすべての患者さんたちを対象に、からだと心のつらさを和らげ、ときには患者さんばかりでなく、家族も含めて支えていくためのものです。

緩和ケアは、すべての患者さんに必要な考え方

緩和ケアは、がんに関連して生じたからだや心のつらさ、療養や社会生活の問題などにも対応や援助をしながら、患者さんや家族のＱＯＬを保ったり、改善に努める考え方です。身体の苦痛だけでなく、患者さんが療養生活のなかで直面するさまざまな問題を、全人的苦痛[※1]（トータルペイン）としてとらえて対処していきます。このうち医療の対象である身体的、精神的な問題に対する治療やサポートは緩和医療あるいは緩和治療と呼ばれています。

２００２年に世界保健機関（ＷＨＯ）は、「（緩和ケアは）生命をおびやかす疾患に伴う問題に直面する患者とその家族に対し、身体的痛みや、心理・社会的、スピリチュアルな問題（生きていくことの意味や人生の価値についての苦悩など）を早期から正しく評価し、解決することにより、苦痛の予防と軽減を図り、ＱＯＬを向上させていく手段である」と定義しました。

これまで日本では、がんにともなう心身の苦痛を和らげることへの対応が不十分であったため、患者さんや家族は大きな不安を抱えて療養しており、緩和ケアは欧米の先進諸国に比べて遅れていました。しかし２００７年に閣議決定された「がん[※2]

※1（全人的苦痛（トータルペイン））

患者さんが抱える4つの苦痛（身体的苦痛、精神的苦痛、社会的苦痛、スピリチュアルペイン）を合わせて、全人的苦痛（トータルペイン）という。

身体的苦痛：がんによる痛み、手術や抗がん剤などによる痛み、息苦しさ、食欲低下、吐き気、だるさ、動けないことなど

精神的苦痛：不安、うつ状態、おそれ、いらだち、怒り、不眠など

社会的苦痛：仕事上の問題、人間関係、経済的な問題、家庭内の問題、相続など

スピリチュアルペイン：人生の意味、罪の意識、苦しみの意味、死への恐怖、価値観の変化、死生観に対する悩みなど

対策推進基本計画」では、がんと診断されたときからの緩和ケアを推進し、患者さんや家族が全人的ケアを受けられることを、重点的に取り組むべき課題のひとつに掲げられました。緩和ケアは、がんの患者さんが抱える全人的苦痛から患者さんを解放するために、終末期だけでなく、がんと診断された直後から取り入れ、がん療養のすべての経過や病状の変化に応じて適切に行われる必要があります（図）。

患者さんは遠慮しないで、医療スタッフに苦痛を伝える

患者さんは、がんやがん治療による痛み、息苦しさやだるさ、吐き気や食欲の低下、あるいは気分の落ち込みやイライラなど、療養中に体験するさまざまな症状によって、日常生活に大きく影響を受けることがあります。

緩和ケアでは、からだや心の苦痛の解消はもっとも重要なことのひとつと考えられていますので、患者さんは病気がどのような段階であっても、苦痛を我慢しないで、医師や看護師などの医療スタッフに伝えることが大切です。しかし、この痛みや不快感、苦しさというものは本人にしか感じることができません。緩和ケアは、患者さんがその痛みや苦しさを医師や看護師などに伝えることから始まりますので、「どこが」「いつ」「どのように」「どのくらい」痛むのか、あるいは「どのようなつらい症状があるのか」を率直に伝えてください。

とくに「どのくらい痛みが強いのか」という痛みの程度に関しては、人に伝えるのが難しい面もあります。医療現場では、痛みの強さやその変化を患者さんと医療者の間で共有する方法として痛み[※3]のスケールが用いられています。痛みのスケール

●がん治療と緩和ケアの考え方

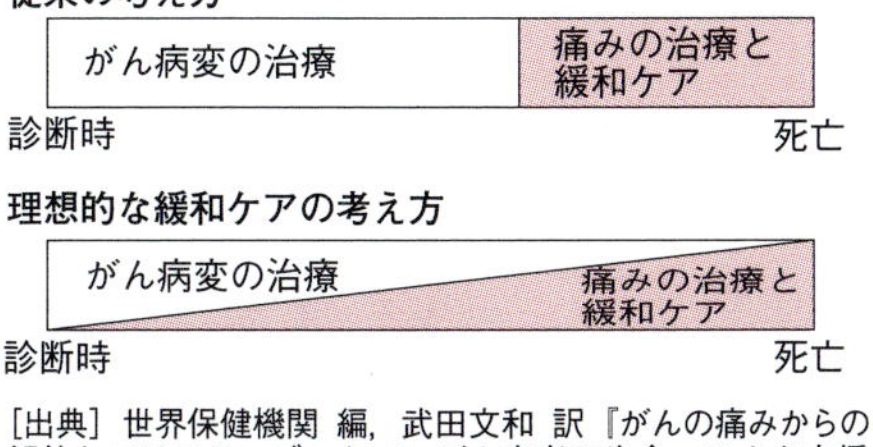

従来の考え方

がん病変の治療	痛みの治療と緩和ケア
診断時	死亡

理想的な緩和ケアの考え方

がん病変の治療	痛みの治療と緩和ケア
診断時	死亡

［出典］世界保健機関 編，武田文和 訳『がんの痛みからの解放とパリアティブ・ケア：がん患者の生命へのよき支援のために』金原出版，1993年

※２〈がん対策推進基本計画〉
がん対策基本法にもとづいて、２００７年６月に策定された国全体のがん対策の計画。２０１２年６月と２０１８年３月に改訂された。第３期では「科学的根拠に基づくがん予防・がん検診の充実」「患者本位のがん医療の実現」「尊厳を持って安心して暮らせる社会の構築」を全体目標に掲げている。

は、まったく痛くない場合を0とし、イメージできる最高の痛みを10として、自分はどのくらいの痛みを感じているかを数字で伝える方法です。これは痛みの変化を治療やケアに生かすための方法ですので、わからないことがあれば、繰り返し説明を受けて、少しずつ理解していきましょう。

WHOが提唱する、身体的な痛みに対する薬物治療が基本

身体的な痛みの治療は、がんの病状（進行程度）にかかわらず、痛みのない生活の実現を目標に行われます。現在、WHOが提唱する薬物治療は、痛みの程度に応じて使用する鎮痛薬を3つのグループに分けて痛みの強さに応じて使っていく（3段階除痛ラダー）方法が世界的に行われています（次ページ図）。

弱い痛みには非オピオイド鎮痛薬[※4]と呼ばれる消炎鎮痛薬（NSAIDs（エヌセイズ））やアセトアミノフェンが使われます。弱い痛みから中等度の痛みにはコデインやトラマドールが、中等度から高度の痛みにはモルヒネ、オキシコドン、フェンタニルなどが用いられます。コデインやモルヒネ、オキシコドン、フェンタニルなどの薬は医療用麻薬として扱われます。「麻薬」と聞くと「末期のがんに使うもの」「中毒になる」「命が縮む」「だんだん効かなくなる」などと誤解している人もいますが、そのようなことはありません。がんの痛みに対して医療用麻薬を使用すると、副作用として吐き気・嘔吐（おうと）、便秘、眠気などがみられる場合もありますが、多くの場合、副作用対策を十分に行うことで副作用を抑え、心配なく使用することができます。医師の指導のもと、正しく痛みをなくすために必要かつ十分な量の医療用麻薬を使うこと

※3〔痛みのスケール〕
痛みの強さを把握するために、患者さん自身に痛みの強さを評価してもらう方法。痛みの評価法には、ことばで伝える方法、数字で伝える方法、視覚的に伝える方法などがある。
痛みの状態は変化するので、痛みの評価は1回限りでなく、繰り返して行われる。

※4〔非オピオイド鎮痛薬〕
モルヒネなどの麻薬性鎮痛薬（オピオイド鎮痛薬）ではない鎮痛薬。非ステロイド系抗炎症薬などで、炎症や痛みのもととなるプロスタグランジンの産生を抑える。

※5〔鎮痛補助薬〕
主作用として鎮痛作用をもたないが、特定の痛みに対して鎮痛作用を示す薬剤のこと。抗うつ薬、抗けいれん薬、抗不整脈薬、ステロイド剤、NMDA受容体拮抗薬（きっこうやく）などがある。NMDA受容体拮抗薬とは、痛みを伝える神経系での過剰な興奮伝達を抑える薬剤。

で、苦痛のない快適な生活を過ごすことができるようになります。「十分な量」とは患者さんの痛みがなくなる量のことで、患者さんごとに異なります。量の多さで善し悪しが決まるわけではなく、痛みのない生活を過ごせるようになることが大切です。また、それぞれの段階で、痛みの種類に応じて鎮痛補助薬[※5]が組み合わされます。鎮痛補助薬とは、通常は鎮痛薬には分類されない薬が、特殊な痛みに対して鎮痛効果を発揮する薬のことを指します。

さらに、がんによる症状を和らげるためには、薬物治療以外にも放射線療法を行うことがあります（緩和的放射線療法）。患者さんの年齢や体力、持病の有無、今後の生活への希望なども考慮して、骨盤内の病巣、骨転移、脳転移、リンパ節転移に対して用いられます。

緩和ケアのもうひとつの大切な課題は、患者さんが望む生活の維持・改善・向上です。患者さんが療養生活で大切にしたいこと[※6]に、「苦痛がないこと」「望んだ場所で過ごすこと」「希望や楽しみがあること」「医師や看護師を信頼できること」「周りの負担にならないこと」「家族や友人とよい関係でいられること」などがあがっています。緩和ケアでは、多くの患者さんが抱える「不安」や「落ち込み」を乗り越えられるよう心を支え、また、患者さんが望む「大切にしたいこと」を達成するためにサポートしていきます。

※６〈療養生活で大切にしたいこと〉
Miyashita M, Sanjo M, Morita T, et al：Good death in cancer care：a nationwide quantitative study. Ann Oncol 18：1090-1097, 2007の調査結果による。

●WHO３段階除痛ラダー

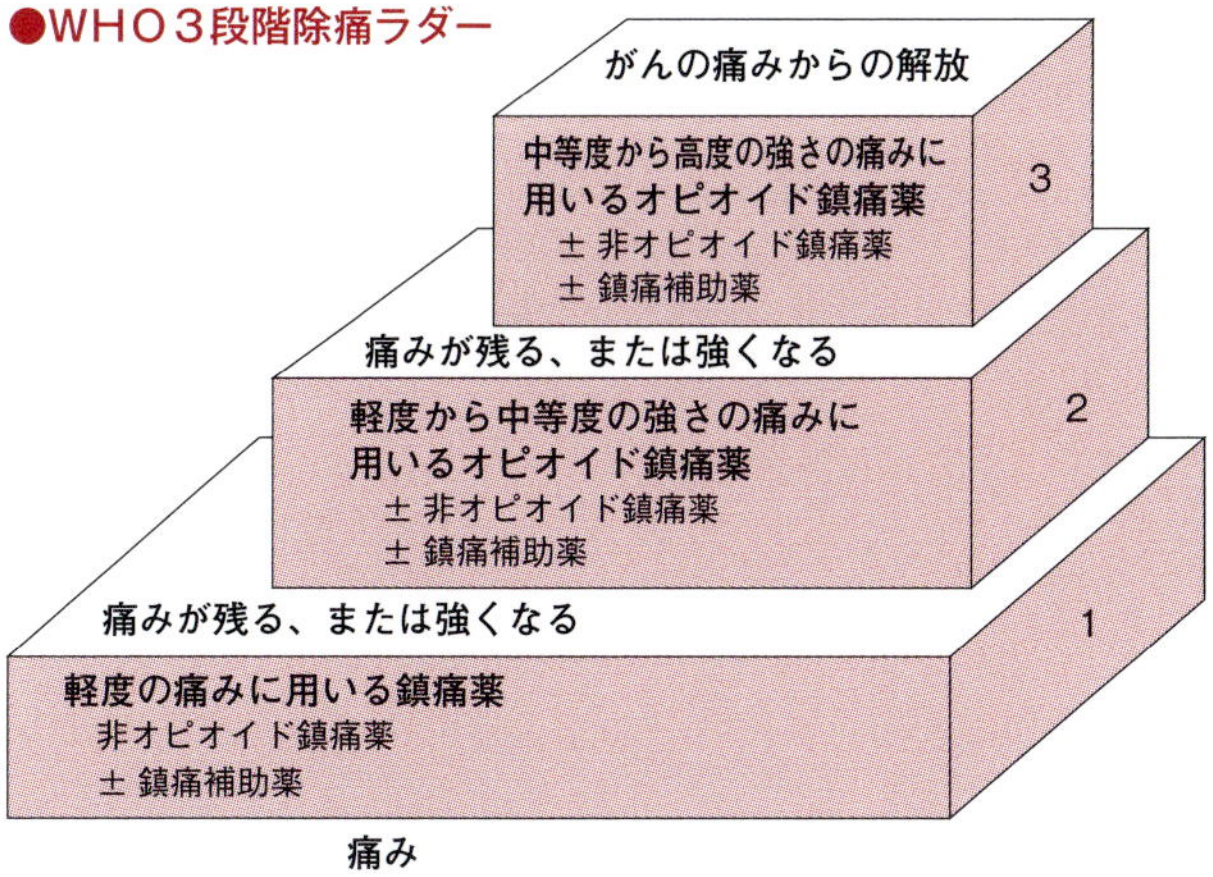

痛みの強さに応じて、段階的に鎮痛薬を使っていく。
［出典］世界保健機関 編，武田文和 訳『がんの痛みからの解放とパリアティブ・ケア：がん患者の生命へのよき支援のために』金原出版，1993年を改変

10

緩和ケアを受けられる場所

緩和ケアは、緩和ケアやホスピスだけでなく、外来や一般病棟、自宅、介護施設でも受けることができます。緩和ケアを専門に行う緩和ケア外来もあります。

通院や入院で緩和ケアを受ける場合

緩和ケアというと終末期の緩和ケア病棟[※1]やホスピス[※2]をイメージしがちですが、外来の通院や一般病棟の入院中でも緩和ケアを受けることができます。通院で緩和ケアを受ける場合は、担当医を通じて緩和ケア外来を受診します。一般病棟入院中の場合は、がん治療と並行して、院内の緩和ケアチームが主治医や看護師と協働して緩和ケアを行います。通院・入院している病院に緩和ケア外来や緩和ケアチームがない場合は、がん相談支援センターや病院の相談室で相談してみましょう。

■緩和ケア外来

通院して治療中の患者さんのほか、治療後自宅療養中の患者さんも利用できます。

■一般病棟入院中の緩和ケアチーム

緩和ケア医、看護師、薬剤師、心理士、ソーシャルワーカーなどの専門スタッフが病室を訪問するなどして、治療を担当する医師と協力しながら緩和ケアを行います。

■緩和ケア病棟

一般病棟のような面会や就寝、食事などの制約が少なく、自分のペースで過ごせ

※1〈緩和ケア病棟〉
緩和ケア病棟は、終末期の患者さんのケアを行う役割ばかりでなく、痛みなどの苦痛を専門的に緩和する施設としての役割ももつ。施設によっては、ボランティアが日常生活をより豊かにしてくれる活動を行っているところもある。

※2〈ホスピス〉
終末期における心身の苦痛を取り除きながら「その人がその人らしい生をまっとうできるように援助すること」（ホスピスケア）を主眼に置いた緩和ケアを行う施設。施設によって宗教などの特色がある。

ます。苦痛が強いときに一時的に緩和ケア病棟に入院することも可能です。

自宅や施設で緩和ケアを受ける場合

自宅や介護施設で療養中でも、緩和ケアは可能です。その場合は、訪問診療医や訪問看護ステーションの訪問看護師、ケアマネージャー、介護士など、在宅療養をサポートするさまざまな専門スタッフの連携が重要で、そうした連携の中で緩和ケアも行われます。また、自宅で介護にあたっている家族へのケアも行います。

■在宅緩和ケア

在宅緩和ケアを希望する場合は、地域包括支援センターや在宅緩和ケア支援センターなど地域の相談窓口に相談します。治療にあたった病院との連携も重要なので、まずは担当医や病院内の相談室に相談しておきましょう。

がん治療と並行して緩和ケアも受ける

緩和ケアは積極的治療ができなくなったときに受けるものと思われがちですが、がん治療中でも受けることはできます。

抗がん剤や放射線治療の副作用としての吐き気、だるさ（倦怠感）、むくみ（浮腫）、体のしびれなど、治療による身体的な苦痛について、主治医や看護師が基本的緩和ケアを行い、専門的なケアが必要なときに、緩和ケアチームや緩和ケア外来で専門的なケアを行います。また、治療にともなう不安など、精神的なつらさ、家族のケアなども、緩和ケアとして行います。

一般病棟に入院中に緩和ケアチームによる緩和ケアを受けた人は、退院後も引き続き緩和ケア外来で受診できます。

通院治療中の病院に緩和ケアチームなどがない場合は、ほかの医療機関の緩和ケア外来を受診します。他院の緩和ケア外来を受診する際は、担当医の紹介状や画像検査資料などを提出する必要があります。

11

緩和ケアチームを利用する

緩和ケアチームは、がんによるからだと心の苦しさのみならず、がんの療養全般の問題に、さまざまな分野のスタッフがチームを組んで、対応してくれます。

緩和ケアチームの利用は、希望することから始まる

緩和ケアでは、担当医や担当看護師と協力して、がんによるからだの痛みや心のつらさのほか、生活面、経済面の問題などまで、さまざまなサポートをします。現在、専門的ながん医療を行う全国の医療機関の多くに緩和ケアチームがつくられており、からだの症状をケアする医師、精神症状をケアする医師、看護師、薬剤師など、多くのスタッフが参加しています。すべてのがん拠点病院（138ページ）では緩和ケアチーム[※1]が整備され、入院中や退院後もチームによるサポートを受けることができます。そのほか、がん拠点病院に指定されていない医療機関でも、緩和ケアに力を入れているところがあります。病気の状態、患者さんや家族の希望などに合った療養の場（入院や外来、在宅療養や緩和ケア病棟など）や方法が、選べるようになってきています。

緩和ケアチームを利用するには、担当医が緩和ケアチームに痛みなどの治療を依頼するという形をとることもありますが、患者さんや家族が、担当医や看護師などのスタッフに「緩和ケアチームを利用したい」と伝えることもできます。また、緩和[※2]ケア外来を受診したり、がん相談支援センターや医療相談室などで相談したりす

※1〈緩和ケアチーム〉
全国どこでも質の高いがん医療が受けられるように定められたがん拠点病院には、緩和ケアチームとがん相談支援センターが設置されている。
国立がん研究センターがん情報サービス「病院を探す」から最寄りのがん拠点病院を探すことができる。

などのスタッフが相談・協力して、必要に応じたサポートを行ってくれます。医や看護師などに伝えると、緩和ケアチームの協力が始まり、担当医や病棟看護師ることができます。まず、患者さんや家族が具体的に痛みなどの症状や悩みを担当

いろいろな分野の専門家が、チームを組んで担当

たとえば、一般病棟の入院中に緩和ケアチームを利用する場合では、からだの痛みなどの不快な症状の治療を担当する医師や、精神症状の治療を担当する精神腫瘍科の医師が、がんの治療をする担当医と協力して治療にあたります。看護師は患者さんやその家族の苦痛や悩みのほか、退院後の療養などについてもアドバイスしてくれます。薬剤師も医師と協力して、患者さんの苦痛や不快症状を取り除く薬物療法についてアドバイスを行います。心理士は心の問題の解決の糸口が見つかるように協力してくれます。栄養士は患者さんや家族に栄養面についてのアドバイスを行います。ソーシャルワーカーは病院内外を問わず療養に関する経済的問題や助成制度、転院先や退院後の療養などについてアドバイスし、療養生活全般の社会的な不安や心理面の問題について支えてくれます。理学療法士は身体的自立を助けたり、リハビリテーションを通して、患者さんの意欲の向上やだるさなどのからだの症状の改善を手伝ったりして、日常生活を維持するための治療を行います。

このように多くのスタッフにより、心身の苦痛やからだの不快な症状、入院生活上の問題から看護する家族の悩みまで、がんの療養全般をカバーできる態勢が整っていますので、苦痛や悩みが生じたときには、緩和ケアチームを利用しましょう。

※２〈緩和ケア外来〉
緩和ケアの外来窓口を設けている病院は、全国的にもまだ多くない。緩和ケアを外来で利用できる医療機関については、がん相談支援センターなどで問い合わせることができる。

12 緩和ケア病棟を利用する

緩和ケア病棟は、入院により緩和ケア専門の医師や看護師が痛みや苦痛を集中的に治療し、心のケアや日常生活のサポート、家族のケアにも重点を置いている入院施設です。

緩和ケア病棟の特徴を知る

緩和ケア病棟は、抗がん剤終了後のがんにともなう苦痛や不快な症状を取り除くと同時に、患者さんや家族のスピリチュアルペイン（154ページ）のケアを中心に、緩和ケア専門医や専門スタッフが集まっている入院施設です。症状が緩和されれば退院して、外来による緩和ケアや在宅緩和ケアを選ぶことも可能です。一般病棟とは次のような違いがあります。

①心身の苦痛を取り除く医療が中心です。各分野の専門家が集まり、ケアします。
②定期的な検査や点滴などの処置は最小限にして、からだの負担を軽減します。
③病室は多くが個室で、病棟には食堂や談話室が設けられています。アットホームな雰囲気のなかで、療養生活ができます。面会時間にも、制限がありません。
④家族と一緒に過ごせる設備があります。家族用の簡易ベッドやキッチンのある家族室を設けているところもあります。

全国の緩和ケア病棟のある病院は、国立がん研究センターがん情報サービスの「病院を探す」から探すことができます。また、地域のがん拠点病院にあるがん相談支援センターなどに問い合わせて調べることもできます。

聞きたいことがあれば、緩和ケアのある病院に直接電話をして問い合わせてみましょう。必要なら、いちど外来診療を受けたり、利用するための登録をしておきます。なお、緩和ケア病棟への入院は健康保険が適用され、高額療養費制度を利用することもできます。

緩和ケア病棟に入院するまで

緩和ケア病棟は入院希望者が多く、申し込みから入院まで時間がかかることがあります。また、緩和ケア病棟に入院するには審査（判定基準）[※1]があり、本人の意向がはっきりしている必要があります。利用を考えている人は、早めに病院の相談室やがん相談支援センターに相談し、複数の施設を紹介してもらいましょう。

2～3施設を紹介してもらったら、希望施設の医療ソーシャルワーカーとの面談や施設見学をしたうえで、緩和ケア外来を受診して医師の面談・診察を受けます。

こうした審査の結果すぐに入院できることもありますが、実際には満床の施設が多く、平均待機期間が2週間以上の拠点病院は約35％です（厚生労働省「がん対策について／緩和ケア病棟入院までの平均待機時間（平成23年）」より）。予約リストに入っていても予約順に入院できるのではなく、必要度の高い患者さんが優先されることもあります。待機期間は一般病棟や療養病棟で対応するケースもありますが、医療施設によって対応は異なります。病状が悪化したからといって緩和ケア病棟への緊急入院は難しいこともあり、入院できるまで緩和ケア外来や在宅医療を受診する場合が多いようです。

※1〔判定基準〕
施設によって若干異なるが、本人が自分の病気・病状を理解していること、なんらかの苦痛があること、緩和ケア病棟への入院を了承していることが要件となっている。希望する緩和ケア病棟の医療ソーシャルワーカーとの面談、緩和ケア医の診察ののち審査が行われ、通過すると予約リストに入ることができる。

13 自宅で緩和ケアを受ける

自宅がいちばん落ち着くという患者さんは、少なくありません。自宅での緩和ケアは、訪問診療、訪問看護をしてもらえることが条件になります。

約6割の人が自宅での療養を希望

がんは、治療のいろいろな段階で、複数の選択肢が提示されます。医師や看護師から現在の病状、それぞれの治療法の利点と欠点を説明してもらい、それらをよく理解したうえで、家族などとも話し合って、どこでどう過ごしたいかを最終的に自分の意思で選択しましょう。「末期状態で痛みがない場合、どこで療養したいか」[※1]という質問には約7割の人が、食事や呼吸に不自由がないのであれば、通院している病院や介護施設よりも住み慣れた自宅で、療養生活を過ごしたいと希望しています。今では自宅での緩和ケアも、以前に比べて選択しやすくなってきました。

入院中に行っていた痛みなどの症状の緩和治療は、ほとんど自宅でもできます。ただし、病院の場合は多くの医療機器を使用できますが、自宅の場合は専門知識をもった訪問診療を担当してくれる医師（訪問診療医）[※2]や看護師と相談しながら、自宅での療養方法や医療機器の導入を考えていきます。治療の見通しが立ったところで、家族とよく相談して、どこで療養するかをはっきりさせます。また、担当医や看護師にもあらかじめ伝えて、退院後も自宅での緩和ケアを担当してくれる診療所の医師と連携してもらいます。

※1〈末期状態で痛みがない場合、どこで療養したいか〉
厚生労働省「人生の最終段階における医療に関する意識調査報告書」2014年による。

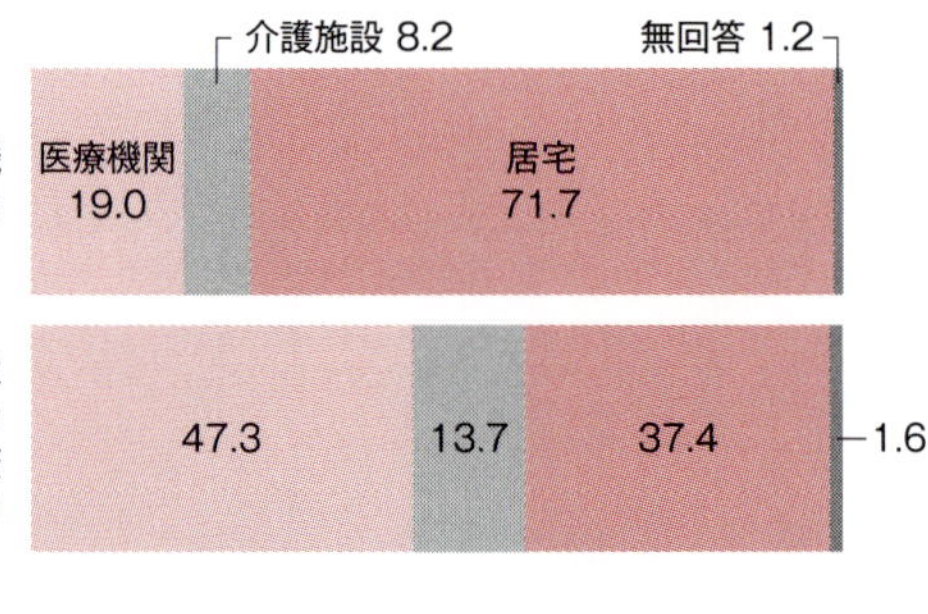

また、自宅近くのかかりつけ医とも連携することで患者さんや家族の負担を軽減することにもなります。たとえば、治療中に生じる副作用や痛みのコントロールなどは近くのかかりつけ医で受診できれば、距離の離れた病院を受診せずに済みます。そのようなことから、がん診療拠点病院では、地域の医療機関との病診連携[※3]や患者さんに対する情報提供なども積極的に行っています。

病院とのつながりは、なくならない

自宅での療養は、①患者さんにとっては、自宅で自由に生活するほうが精神的に安定し、リラックスして治療も続けられる、②家族も、患者さんとともに濃密な時間を過ごすことができる、という利点があります。

その一方で、患者さんは、もし緊急事態が起こったら家庭で対処できるのだろうか、と不安に思うかもしれません。家族のほうも、本人が望むように家族で十分なケアができるのだろうか、その体力があるのだろうか、介護に縛られて自分の時間がもてなくなるのではないか、という不安を覚えるかもしれません。

自宅での療養や緩和ケアでは、訪問診療医や訪問看護師が定期的に訪問して、家族と協力してケアすることになります。通院していた病院との協力関係も続き、必要に応じて病院の担当医や緩和ケアの専門医・看護師から、情報提供を受けることができます。訪問診療医や訪問看護師が必要と感じれば、病院での治療やアドバイスを受けることもあります。また、自宅での療養と並行して病院の緩和ケア外来を定期的に受診することもできますので、自宅で緩和ケアを受けることは、医療の面

※2〈訪問診療医〉
自宅などの療養場所での訪問診療を担当する医師。内科や外科などの医師のほかに、患者さんの状況に合わせて皮膚科や耳鼻咽喉科（じびいんこうか）、歯科などの医師も加わることがある。
在宅療養を24時間体制で実施する診療所は、在宅療養支援診療所として届出がされている。

※3〈病診連携（病病連携）〉
病院と診療所（または病院）がそれぞれの機能を活かし、連携しながら、より効率的・効果的な医療を提供すること。がん治療においては、がん診療連携拠点病院と地域の医療機関による診療役割分担などを明らかにした「地域連携クリティカルパス」にもとづいて、地域ごとの連携強化が図られている。

ではほとんど心配はないといってよいでしょう。

大切なことは、在宅療養を始める前に安心できる態勢を確保しておくことです。入院中に担当医や病棟看護師、訪問診療医、訪問看護師、ソーシャルワーカーなどを交えて退院準備のためのカンファレンス（協議）を行い、スムーズに在宅療養が始められるようにしている施設も増えてきています。

自宅での緩和ケアを支える、スタッフや病院を知っておく

多くのスタッフの連携によって、患者さんや家族は安心して自宅での緩和ケアを選ぶことができます。また、体調が悪くなったときに対応してくれる病院や、介護保険サービスなどの利用により、患者さんと家族の負担を軽減することが可能です。

■緊急入院できる病院

痛みなどの症状が急に強くなったり、食事ができなくなったり、体調が変化したとき、訪問診療医や訪問看護師が対応してくれます。そのうえで、自宅での対処が難しい場合には、入院治療を受けることになります。このような状況になる頻度は、けっして高くありませんが、自宅での療養を始めるときに病院の担当医や訪問診療医とよく話し合っておく必要があります。緊急入院できる病院を紹介してもらっておくというのもひとつの方法です。在宅療養支援診療所[※4]は、たいてい緊急入院対応の病院と連携しています。また、かつて治療を受けて、通院していた病院

●自宅での緩和ケアを支えるおもなスタッフ

訪問診療医
定期的に訪問してもらい、からだのようすのチェックや、苦痛や不快な症状に対する治療を担当してくれる。治療先または通院先の病院の紹介により、在宅療養支援診療所の医師に訪問してもらうこともできる。
訪問看護師
自宅を訪問してもらい、療養生活の介助やアドバイスをしてくれる。在宅療養支援診療所の医師や通院先の病院で紹介してもらえる。
訪問薬剤師
必要に応じて保険薬局の薬剤師に自宅を訪問してもらい、服薬指導などを行ってもらうこともある。

※4〔在宅療養支援診療所〕
訪問診療医や訪問看護師、訪問薬剤師などによる定期的な訪問診療を行ったり、24時間体制で往診にも対応する診療所。

にも、緊急入院ができるかどうか調べておきましょう。

■薬を処方してくれる薬局

薬剤は、通院先の病院で受け取る場合と、自宅の近くの保険薬局を利用する場合とがあります。薬の飲み方やその効果、副作用などについて、薬剤師に詳しく教えてもらいましょう。

介護制度の適用とその利用法を知っておく

自宅での緩和ケアでは、家族がつねにすべての介護を担うと決まっているわけではありません。日常生活で家事や入浴など身の回りのことに不自由を感じるようになったときには、要介護認定を受けて、介護保険制度[※5]を利用することができます。

介護保険で利用できるサービスには、ホームヘルパーによる訪問介護、訪問入浴、看護師を含む緩和ケアチームによる看護、訪問リハビリテーションなどがあります。これらのサービスから保険給付費内で必要なサービスを組み立てることをケアプラン（介護計画）と呼び、サービスを受けるためには費用の1割を自己負担します。

ケアプランは、ケアマネジャーと呼ばれる介護保険の専門家が作成します。退院する予定が決まったら、入院中でも要介護認定を受けることができます。病院の相談窓口で医療ソーシャルワーカーなどに相談して、退院後、スムーズに在宅での緩和ケアが受けられるように準備をしておきましょう。また、家族の負担[※6]を軽減するための通所サービス（デイケア）や施設への短期入所を利用することもできるので、実施している施設が近くにないか、あらかじめ調べておきましょう。

※5（介護保険制度）
65歳以上の高齢者（第1号被保険者）だけでなく、医師が末期がんと診断した場合は40～64歳までの第2号被保険者も、介護が必要と認定された場合には介護サービスを受けることができる。介護保険を利用するためには、住民票のある市区町村の担当窓口（介護保険課など）に、本人や家族が要介護認定を申請、あるいは居宅介護支援事業者に代行を依頼し、主治医の意見書などを提出して審査認定（訪問調査）を受ける必要がある。認定については、1か月ほどで通知される。

※6（家族の負担）
家族の負担を軽減してくれる民間サービスとして、レスパイトケア（介護を続ける家族の息抜きのために、患者さんの一時的な入院を受け付けてくれるサービス）などもある。

14

自宅以外での在宅緩和ケア

在宅緩和ケアには、自宅で療養する以外に、介護施設で生活しながら訪問診療を受けるケースも含まれます。

施設の受け入れ条件や診療スタッフとの連携をよく考えて

在宅緩和ケアは広い意味で、患者さんの生活の場での療養ということです。患者さんの生活の場は、いわゆる「自宅」と「施設」に分けられます。在宅緩和ケアで訪問診療や訪問看護を受けることができる施設には、有料老人ホーム[※1]、ケアハウス[※2]、サービス付き高齢者向け住宅[※3]などがあります。これらの介護施設では、自宅と同じように在宅緩和ケアを受けることができる仕組みになっています。

それぞれの施設で対応できる内容に違いがありますので、現在の状況（病状や継続が必要な治療）と施設の受け入れ条件など、施設を選ぶ際に確認すべき内容を事前に整理しておくことが大切です。わからないことがあれば、がん相談支援センターの相談員や看護師に相談しましょう。また、自宅近くの地域包括支援センターでも相談にのってもらうことが可能です。

病院で安定して実施されている治療の多くは、自宅や施設に関係なく在宅緩和ケアでも継続することができます。たとえば、がんの痛みの治療に用いられる、モルヒネやオキシコドン、フェンタニルなどの医療用麻薬の治療も安全に継続することができます。医療用麻薬による痛みの治療には内服薬や注射、座薬、貼付剤があり

※1（有料老人ホーム）
入居者に食事の提供、入浴や排泄の世話、家事、健康管理などのサービスを提供する、民間事業者による高齢者向け施設。介護サービスを提供する「介護型」、介護が必要になったときには訪問介護など外部のサービスが利用できる「住宅型」、介護を必要としない高齢者を対象とする「健康型」がある。

ますが、一定の量の痛み止めを持続的に注射するための携帯型のポンプを使うこともできます。痛みがあるときに、その都度ボタンを押して臨時の痛み止めを追加する機能を備えたポンプも広く使われています。

病院からの退院を機会に施設での療養を選択する場合には、生活の場としての施設として検討する一方で、在宅緩和ケアを受けるための診療所や訪問看護ステーションも考えていくことになります。いちどに両方について考えることは大変なことと感じると思いますが、多くの施設は在宅緩和ケアを行っている診療所や訪問看護ステーションと連携しています。入所を希望する際には、施設の相談員に病状などを伝え、受け入れが可能かどうか相談する必要があります。また、体調が安定していて内服薬などで生活が維持できている状況では、生活の場を決め、連携している診療所などを紹介してもらうこともひとつの方法です。

療養生活の経過中には、日常生活の支援が中心の時期と、医療的な支援がより必要な時期があり、体調や病状によっても変化します。そのため施設での療養を選択する場合には、日常生活の支援の状況ばかりでなく、痛みの治療が必要になったときや体調がすぐれない場合に、それぞれの施設で在宅緩和ケアがどのように継続できるのかをあらかじめ十分に確認しておく必要があります。施設内であっても自宅と同じように医療の支援が受けられ、希望する場で生活できる環境を確実にすることが、安心できる療養につながります。

※２〈ケアハウス〉
低額の料金で入居できる、軽費老人ホームの一種。介護が必要になった場合は訪問介護などの在宅介護サービスを受けることができる。最近では特定施設入居者生活介護の指定を受けて職員が介護サービスを提供することができる、「介護型」というタイプのケアハウスもある。

※３〈サービス付き高齢者向け住宅〉
安否確認や生活相談などのサービスを提供する、賃貸住宅および有料老人ホーム。バリアフリー構造など、居住の安全確保について法律で定められた基準を満たしていることが指定の条件。「サ高住」と略して呼ぶこともある。

15

研究段階の医療を希望する場合

患者さんによっては臨床試験の対象になります。最新の医療はそれまでとは違う治療効果が期待できますが、リスクもあることを十分理解したうえで検討しましょう。

臨床試験に参加するメリットとデメリット

がん治療として行われる標準治療は、科学的な根拠[※1]（エビデンス）にもとづく現在最良の治療法で、保険診療で受けることができます。基本的にはどんな患者さんに対しても標準治療がすすめられますが、進行具合や病状などにより標準治療以外の選択肢として、臨床試験が検討される場合もあります。臨床試験は、よりよい治療や薬の開発を目的に行う研究段階の医療です。

現在行われている標準治療も、臨床研究によって安全性や治療効果が明らかになり、標準治療として認められたものです。研究段階の医療であるということは、安全性や治療効果にはまだ十分な科学的根拠がなく、患者さんにはリスクもあります。誰でも臨床試験を受けられるわけではなく、がんの種類や進み具合、年齢、合併症の状態、それまでの治療の経緯など、試験ごとに決められた基準がありますので、主治医と十分相談して参加を決めることになります。

■臨床試験と治験　がんの臨床試験[※2]では、新しい薬や治療法が実際に効果があるかどうか、安全に使用できるかどうか、患者さんを対象に科学的に調べます。臨床試験（治験[※3]）の結果をもとに承認が得られれば、認められたがんにその新薬を使うこ

※1〔科学的な根拠〕　がんについての書籍や参考資料、医師の説明などのなかで、エビデンスということばがよく使われるが、これはさまざまな研究や経験の蓄積から得られた、科学的な根拠の意味。

※2〔臨床試験〕　新薬の開発に限らず、既存の薬の効果の確認でも行われる。厚生労働省の「医薬品の臨床試験の実施の基準」にもとづき3段階に分けて行われる。
第1相試験　おもに薬の安全性について調べるもので、少数の患者さんに対して行う。
第2相試験　薬の有効性と安全性について調べる。特定された患者

とができるようになります。臨床試験には本人の同意が必要で、そのためのガイドラインが設けられ、安全性を高めるための取り組み、参加しなかった場合や途中でとりやめたことで不利益な扱いを受けないこと、健康被害が生じた場合の補償などについて取り決めがされています。

臨床試験についての情報は、病院にポスターが掲示されたり、インターネットで知ることができます。担当医から直接「臨床試験に参加しませんか」とすすめられることもあります。臨床試験の治療費は無料の場合もあります。

臨床試験に参加するときは、そのメリット（新しい治療法が受けられるなど）とデメリット（効果がなかったり、副作用が起こる可能性があるなど）について、医師から十分に説明してもらいましょう。最近では、臨床研究コーディネーター（ＣＲＣ）が、臨床試験の開始から終わりまで、病院内での調整や患者さんのサポートを行っているところもあります。

■免疫療法について　免疫療法にはさまざまな種類がありますが、現在のところ科学的根拠が明らかになっているのは「免疫チェックポイント阻害剤」などの一部の薬に限られ、治療効果が認められるがんの種類もまだ限られています。

先進医療[※4]や自由診療で行っている医療機関などがありますが、有効性が明らかでない免疫療法は少なくありません。免疫療法を考えている場合は、担当医や研究段階の医療に精通した医師に相談することをおすすめします。（参照＝国立がん研究センターがん情報サービス「診断・治療／がんの治療方法／免疫療法」）

さんで比較的少数の人を対象に行う。

第３相試験　薬の有効性と安全性について、特定された患者さんで多数の人に対して、標準治療で用いられる薬や偽薬（プラセボ）と比較して調べる。

※３〔治験〕
新薬の承認を得る目的で、製薬会社や医師が行う臨床試験。一般には、製薬会社が医師に依頼をして実施するが、薬事法改正（２００２年）により、医師が自ら治験を実施できる医師主導治験が認められた。

※４〔先進医療〕
保険対象外の医療技術について、厚生労働省が医療機関ごとに認めたもの。先進医療分の治療費は自己負担になるが、診察、検査、薬代、入院費などは保険の適用が認められている。

16

補完代替療法に興味があるときは

補完代替療法でがんに対する治療効果が科学的に証明されているものはありません。十分な情報を得て、かならず担当医にも相談しましょう。

十分な情報を得たうえで慎重に判断を

補完代替療法※1には、心理・精神療法、芸術療法、運動療法、温泉療法をはじめ、指圧、マッサージ、鍼灸（しんきゅう）（鍼（はり）と灸）、整骨、気功、ハーブやサプリメント・健康補助食品など、さまざまなものが含まれます。

代替療法や民間療法を取り入れる場合は、十分な情報を得たうえで、そのメリット（心理的な安心感から体調がよくなるなど）と、デメリット（がんに対する有効性が科学的に認められていないことや、なかには高額な費用がかかるものもあるなど）をよく考慮しなければなりません。

一部の代替療法は安全なものですが、それにより実害が生じることもあります。たとえば抗がん剤と併用すると相互作用※2を起こしたり、病状が悪化したりするなど、がんの治療に影響を及ぼす場合があります。そのため代替療法に興味があるときは、担当の医師や看護師に、現在行っている治療を続けながら安全に行えるかどうかを相談してください。厚生労働省の「総合医療」情報発信サイトでは、さまざまな代替療法に関する情報発信を行っています。

もし代替療法を受けることを希望するのであれば、方法をきちんと説明してもら

※1〔補完代替療法〕
がんの治療として行われる医療（手術療法、薬物療法、放射線療法）を補う治療法や、それらに代わって行う治療法を（補完）代替療法という。

※2〔相互作用〕
ふたつまたはふたつ以上の物質（薬品など）を併用することで、ひとつの（または互いの）物質の作用が増強したり、弱まったりすること。

い、目的や副作用（がんの症状や薬の副作用を改善できるか、安全性がヒトで確認されているかなど）について聞いておきましょう。また、提供者が医師免許や特定の施術技術を保証する免許などを持っているかなどについても確認しておきたいものです。

現在受けている医療を完全否定する場合や、がんが絶対に治ると主張したり、特定の医療機関への受診を誘導したり、治療費があまりに高額だったりしたときは、注意が必要です。

サプリメント、健康補助食品にも注意が必要

サプリメント※3や健康補助食品は、ハーブや、ビタミン、ミネラル、アミノ酸などの栄養成分を含む、栄養補給のための食品で、さまざまな種類のものが市販されています。「自然の物質からできたサプリメントなら安全」というイメージをもっている方がいるかもしれませんが、サプリメントや健康補助食品も体内で薬と同じようなはたらきをしたり、体調を悪くしたり、薬との併用で相互作用（薬の効果が減少する、または効きすぎる）が生じたりする場合があることがわかっています。「天然」だからといってかならずしも「安全」を意味するわけではないことを頭に置いて、使用する前に、医師や看護師に相談してください。

現在、がんの治療に効果があると科学的に証明されたサプリメントはないというのが、専門家の共通した認識です。健康食品の安全性や有効性の評価については、国立健康・栄養研究所のホームページなども参照してください。

※3〔サプリメントや健康補助食品〕
サプリメントの摂取だけでがんが縮小したり、延命効果があったりしたとする科学的根拠は証明されていない。
国立がん研究センターがん情報サービス「診断・治療／代替療法（健康食品やサプリメント）」も参照。

〔がんの漢方療法〕
がんの治療には、おもに倦怠感（だるさ）、食欲不振、体重減少などの全身状態の改善を目的に、気力・体力を補う補中益気湯、十全大補湯などが使われる。ほかにも、がんの種類によって、手術・放射線・抗がん剤治療後の合併症や副作用の改善に用いられるものがある。漢方薬の使用でも副作用や相互作用が起こることがあるので、自己判断せず担当医に相談のうえで使用する。

17

積極的な治療の中止を告げられたら

担当医によく説明してもらい、自分の病気の状態を正確に把握しておきましょう。落ち着いて、自分や家族がどうするのがいちばんよいかを話し合いましょう。

ＱＯＬを高めるための選択肢のひとつ

さまざまな治療を続けてきた患者さんに対して、担当医が「これ以上の治療は難しい」と積極的な治療の中止を提案することがあります。そのように言われた患者さんは、見放されたような気分になるかもしれませんが、「治療が難しい」「治療ができない」という場合の「治療」は、手術や抗がん剤などによる積極的な治療を指しています。「治療が難しい」ということの意味を医師からよく説明してもらいましょう。

治療方法として確立している抗がん剤では効果がないという場合のほかに、副作用が強く現れるために抗がん剤が使えないのかもしれません。また、がんの状態や治療の効果、からだの調子などによっては、無理に治療を続けることがかえって臓器機能を悪化させ、日常生活に支障をきたし、命の危険に及ぶこともあります。主治医は、抗がん剤を使用しないほうが、体調よく過ごせると判断しているのです。

治療を行う最大の目的はがんを治すことですが、痛みやつらい症状を和らげ、ＱＯＬを高めるためでもあります。そう考えた場合、治療を続けることで、メリットよりもデメリットが勝る可能性があります。ＱＯＬという観点から考えれば、つら

〔『もしも、がんが再発したら（患者必携）本人と家族に伝えたいこと』〕

がんの再発に対する不安や、再発に直面したときの支えとなる情報をまとめた冊子が、国立がん研究センターがん情報サービスから閲覧できる。書店での購入も可能（定価750円＋税、英治出版）。

い治療を中止することで症状を和らげ、日常生活を豊かに送れるようになるという方法も選択肢のひとつです。そうして日常生活が豊かになったことで、毎日を元気に過ごせるようになった患者さんもたくさんいます。

苦痛を和らげるための治療は可能

積極的な治療を中止するからといって、医師から見放されたわけでもありません。体調を整えたり、痛みの治療を行ったりすることは変わらずに行うことができます。患者さんの痛みやさまざまな苦悩の解決を支える緩和ケア（１５４ページ）や、痛みや苦痛の症状を和らげる放射線治療、あるいはリハビリテーションなどを組み合わせた治療などもあります。

治療ができないといわれても、選択肢はたくさんありますから、自分の病気の状態を正確に把握し、自分や家族がどうするのがいちばんよいかを考えることから始めましょう。担当医に相談しにくければ、看護師に相談するのがよいでしょう。また、ほかの病院でセカンドオピニオン（１４４ページ）を受けることも、治療方針を考えていくうえでの助けになります。

また、臨床試験、治験（１７０ページ）など、研究段階の医療にもいくつかの種類があります。研究段階の治療を受けるにはさまざまな条件があり、かならずしも参加できるとは限りませんが、未承認の医療を受ける方法のひとつとして考えられます。

【参考文献】

日本胃癌学会編『胃癌治療ガイドライン　医師用 2018年版』金原出版、2018年

日本胃癌学会編『胃癌取扱い規約　第15版』金原出版、2017年

日本胃癌学会編『胃がん治療ガイドラインの解説』金原出版、2004年

笹子三津留編『インフォームドコンセントのための図説シリーズ　胃がん　改訂版』医薬ジャーナル社、2012年

日本臨床腫瘍学会編『がん免疫療法ガイドライン』金原出版、2016年

日本医師会監修『がん緩和ケアガイドブック』青海社、2010年

国立がんセンター 中央病院看護部編『がん化学療法看護スキルアップテキスト』南江堂、2009年

日本緩和医療学会編『がん疼痛の薬物療法に関するガイドライン　2010年版』金原出版、2010年

【ウェブサイト】

国立がん研究センターがん対策情報センター
　がん情報サービス
https://ganjoho.jp

ま

や

ら わ

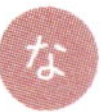

は

さ

さくいん

ローマ数字

あ

か

memo

本書は『国立がん研究センターのがんの本　胃がん』に新たな知見を加え、編集しなおしたものです。

監修者

片井　均（国立がん研究センター中央病院　胃外科科長／副院長）
朴　成和（国立がん研究センター中央病院　消化管内科科長／副院長）
小田一郎（国立がん研究センター先端医療開発センター　内視鏡機器開発分野長、
中央病院　内視鏡科病棟医長）
清水　研（国立がん研究センター中央病院　精神腫瘍科科長）
里見絵理子（国立がん研究センター中央病院　緩和医療科科長）
八巻知香子（国立がん研究センターがん対策情報センター　がん情報提供部医療情報サービス室室長）
櫻井雅代（国立がん研究センターがん対策情報センター　がん情報提供部）
片野田耕太（国立がん研究センターがん対策情報センター　がん統計・総合解析研究部部長）
若尾文彦（国立がん研究センターがん対策情報センター　センター長）

『国立がん研究センターのがんの本　胃がん』（2011年 2月）　監修者

片井　均（国立がん研究センター中央病院　消化管腫瘍科上部消化管外科科長）
島田安博（国立がん研究センター中央病院　消化管腫瘍科消化管内科科長）
的場元弘（国立がん研究センター中央病院　緩和医療科・精神腫瘍科科長）
渡邊清高（国立がん研究センターがん対策情報センター　がん情報・統計部がん医療情報サービス室長）

装丁・本文デザイン：江口修平
オブジェ制作：酒井賢司
イラスト：北原　功
ＤＴＰ：明昌堂
執筆：中出三重　牛島美笛　小山豊　久木田佳代子　石内康夫　武井婦美恵
編集：三石一也（小学館クリエイティブ）　春日順子

国立がん研究センターの
胃がんの本

2018年　6月27日　　初版第1刷発行

発行人　　山川史郎
発行所　　株式会社小学館クリエイティブ
〒101-0051　東京都千代田区神田神保町2-14　SP神保町ビル
電話0120-70-3761（マーケティング部）
発売元　　株式会社小学館
〒101-8001　東京都千代田区一ツ橋2-3-1
電話03-5281-3555（販売）
印刷・製本　共同印刷株式会社

Printed in Japan
ISBN978-4-7780-3791-8